中医适宜技术操作入门丛书

图解

皮肤针疗法

◉ 总　主　编　　张伯礼

◉ 副总主编　　郭　义　王金贵

◉ 主　　编　　郭永明　席　强

U0206379

中国健康传媒集团

中国医药科技出版社

内容提要

本着"看得懂、学得会、用得上"的编写原则，本书重点突出皮肤针的临床操作技术及相关知识。全书图文并茂，更配以操作视频，用二维码的形式附于正文相应位置，方便实用，真正实现"看得见的操作、听得见的讲解"。适于广大针灸临床工作者、基层医师及中医爱好者参考阅读。

图书在版编目（CIP）数据

图解皮肤针疗法 / 郭永明，席强主编 . — 北京：中国医药科技出版社，2018.1

（中医适宜技术操作入门丛书）

ISBN 978-7-5067-9485-5

Ⅰ . ①图… Ⅱ .①郭…②席… Ⅲ .①皮肤针疗法—图解 Ⅳ .① R245.31–64

中国版本图书馆 CIP 数据核字（2017）第 194102 号

本书视频音像电子出版物专用书号：

美术编辑　陈君杞

版式设计　也　在

出版　**中国健康传媒集团** | 中国医药科技出版社

地址　北京市海淀区文慧园北路甲 22 号

邮编　100082

电话　发行：010 – 62227427　邮购：010 – 62236938

网址　www.cmstp.com

规格　710×1000mm ¹/₁₆

印张　11 ¹/₄

字数　169 千字

版次　2018 年 1 月第 1 版

印次　2023 年 5 月第 2 次印刷

印刷　北京盛通印刷股份有限公司

经销　全国各地新华书店

书号　ISBN 978-7-5067-9485-5

定价　**35.00 元**

获取新书信息、投稿、为图书纠错，请扫码联系我们。

王序

    中医药是中国古代科学技术的瑰宝，是打开中华文明宝库的钥匙。一直以来，中医药以独特的理论、独特的技术在护佑中华民族健康中发挥着独特的作用。正如习近平总书记在全国卫生与健康大会上所强调的，中医药学是我国各族人民在长期生产、生活和同疾病做斗争中逐步形成并不断丰富发展的医学科学，是我国具有独特理论和技术方法的体系。

    "千淘万漉虽辛苦，吹尽狂沙始见金。"从针刺到艾灸，从贴敷到推拿，从刮痧到拔罐，这些技术经过历史的筛选，成为中医药这个宝库中的珍宝，以其操作便捷、疗效独特、安全可靠受到历代医家的青睐，并深深地融入人民群众的日常生活中。这些独特的技术不仅成为中医药独特的标识基因，更成为人民群众养生保健、疗病祛疾的重要选择。

    党的十八大以来，以习近平同志为核心的党中央把中医药提升到国家战略高度、作为建设健康中国的重要内容，提出了一系列振兴发展中医药的新思想、新论断、新要求，谋划和推进了一系列事关中医药发展的重大举措，出台了《中华人民共和国中医药法》，印发了《中医药发展战略规划纲要（2016—2030年）》，建立了国务院中医药工作部际联席会议制度，发表了《中国的中医药》白皮书，推动中医药从认识到实践的全局性、深层次的变化。

    刚刚胜利闭幕的党的十九大，作出了"坚持中西医并重，传承发展中医药事业"的重大部署，充分体现了以习近平同志为核心的党中央对中医药工作的高度重视和亲切关怀。这为我们在新时代推进中医药振兴发展提供了遵循、指明了方向。

习近平总书记指出，坚持中西医并重，推动中医药与西医药协调发展、相互补充，是我国卫生与健康事业的显著优势。近年来，我们始终坚持以人民为中心的发展思想，按照深化医改"保基本、强基层、建机制"的要求，在基层建立中医馆、国医堂，大力推广中医适宜技术，提升基层中医药服务能力。截至2016年底，97.5%的社区卫生服务中心、94.3%的乡镇卫生院、83.3%的社区卫生服务站和62.8%的村卫生室能够提供中医药服务。"十三五"以来，我们启动实施了基层中医药服务能力提升工程"十三五"行动计划，把大力推广中医适宜技术作为工作重点，并提出了新的更高的要求。

在世界中医药学会联合会中医适宜技术评价与推广委员会、中国健康传媒集团和天津中医药大学的大力支持下，张伯礼院士、郭义教授组织专家对21种中医适宜技术进行了系统梳理，包括拔罐疗法、推拿罐疗法、皮肤针疗法、火针疗法、刮痧疗法、耳针疗法、电针疗法、水针疗法、微针疗法、皮内针疗法、子午流注针法、刺络放血疗法、穴位贴敷疗法、穴位埋线疗法、艾灸疗法、自我康复推拿、小儿推拿、推拿功法、伤科病推拿、内科病推拿、食养食疗法，从基础理论、技法介绍、临床应用等方面详细加以阐述，编纂成《中医适宜技术操作入门丛书》。该丛书理论性、实用性、指导性都很强，语言通俗，图文并茂，还配有操作视频，适合基层医务工作者和中医爱好者学习使用。

希望这套丛书能够让中医适宜技术"飞入寻常百姓家"，更好地造福人民群众健康，为健康中国建设作出贡献。

国家卫生计生委副主任
国家中医药管理局局长
中华中医药学会会长
2017年10月

张序

2016 年 8 月，全国卫生与健康大会在北京召开。这是新世纪以来，具有里程碑式的卫生工作会议，吹响了建设健康中国的号角。习近平总书记出席会议并发表重要讲话。他强调，没有全民健康，就没有全面小康。要把人民健康放在优先发展的战略地位，以普及健康生活、优化健康服务、完善健康保障、建设健康环境、发展健康产业为重点，加快推进健康中国建设，为用中国式办法解决世界医改难题进行了具体部署。

习近平总书记指出，在推进健康中国建设的过程中，要坚持中国特色卫生与健康发展道路。预防为主，中西医并重，推动中医药和西医药相互补充、协调发展，努力实现中医药健康养生文化的创造性转化、创新性发展。中医药要为健康中国建设贡献重要力量。

中医药学是中华民族在长期生产与生活实践中认识生命、维护健康、战胜疾病的经验总结，是中国特色卫生与健康的战略资源。广大人民群众在数千年的医疗实践中，积累了丰富的防病治病经验与方法，形成了众多有特色的中医实用适宜技术。前几十年，由于以药养医引致过度检查、过度医疗，使这些适宜技术被忽视，甚至丢失。这些技术简便验廉，既可以治病，也可以防病保健；既可以在医院使用，也可以在社区家庭应用，在健康中国的建设中大有可为，特别是对基层医疗单位具有重要的实用价值。

图解

皮肤针疗法

TUJIE
PIFUZHEN
LIAOFA

记得 20 世纪六七十年代有一本书，名为《赤脚医生手册》，这本深紫色塑料皮封面的手册，出版后立刻成为风靡全国的畅销书，赤脚医生几乎人手一册。从常见的感冒发热、腹泻到心脑血管疾病和癌症；从针灸技术操作、中草药到常用西药，无所不有。在长达 30 年的岁月里，《赤脚医生手册》不仅在经济不发达的缺医少药时代为我们国家培养了大量赤脚医生和基层工作人员，解决了几亿人的医疗问题，立下汗马功劳，这本书也可以说是全民健康指导手册。

编写一套类似《赤脚医生手册》的中医适宜技术丛书是我多年的夙愿。现在在医改深入进程中，恰逢其时。因此，我们组织天津中医药大学有关专家，在世界中医药学会联合会中医适宜技术评价和推广委员会、中国针灸学会刺络与拔罐专业委员会的大力协助下，在中国医药科技出版社的支持策划下，对千百年来医家用之有效、民间传之已久的一些中医适宜技术做了比较系统的整理，并结合医务工作者的长期实践经验，精心选择了 21 种中医适宜技术，编撰了这套《中医适宜技术操作入门丛书》。

丛书总体编写的原则是：看得懂，学得会，用得上。所选疗法疗效确实，安全性好，针对性强，重视操作，力求实用，配有技术操作图解，清晰明了，图文并茂，并把各技术操作方法及要点拍成视频，扫二维码即可进入学习。本丛书详细介绍了各种技术的操作要领、操作流程、适应证和注意事项，以及这些技术治疗的优势病种，使广大读者可以更直观地学习，可供各级医务工作者及广大中医爱好者选择使用。当然，书中难免会有疏漏和不当之处，敬请批评指正，以利再版修正。

中国工程院院士

天津中医药大学校长　　张伯礼

中国中医科学院院长

2017 年 7 月

前言

中医是中华民族在长期的生产与生活实践中认识生命、维护健康、战胜疾病的宝贵经验总结。广大人民群众在数千年的医疗实践中积累了丰富的防病治病的方法，从而形成了众多中医特有的实用疗法。它们是我国传统医学宝库中的一大瑰宝，也是中医学的重要组成部分。

为了继承和发扬这些中医特有的宝贵经验，普及广大民众的医学保健知识，满足广大民众不断增长的自我保健需求，中国医药科技出版社和世界中医药学会联合会组织有关专家，根据中医药理论，对千百年来民间传之已久、医家用之于民、经实践反复验证而使用至今的一些中医实用技术做了系统整理，并结合医务工作者们的长期实践经验，精心选择了 21 种中医实用疗法，编撰了这套《中医适宜技术操作入门丛书》。

本丛书所选疗法疗效确实，针对性强，有较高的实用价值。本着"看得懂，学得会，用得上"的原则，我们在编写过程中重视实用和操作，文中配有操作技术的图解，语言表达生动具体、清晰明了，力求做到图文并茂，并把各技术操作方法及要点拍成视频，主要阐述它们的技术要领、规程、适应证和注意事项，使广大读者可以更直观更简便地学习各种技术的具体操作流程。这些适宜技术不但能够保健治病，在关键时刻还可以救急保命，具有疗效显著、取材方便、经济实用、操作简便、不良反应少等特点，非常适合基层医疗机构推广普及，有的疗法老百姓也可以在医生的指导下用来自我治病和保健。

本丛书在编写过程中得到了世界中医药学会联合会和中国医药科技出版社的大力支持，中医界众多同道也提出了许多有建设性的建议和指导，由于条件有限，未能一一列出，在此我们深表谢意。由于编者水平有限，书中难免会有疏漏和不当之处，敬请批评指正。

丛书编委会

2017 年 7 月

说明 | 编写

　　皮肤针疗法是运用多支短针组成的针具，通过叩刺人体一定部位或穴位来治疗疾病的一种外治疗法。它是我国古代人民在长期的劳动生活中总结出的一种独特的治病方法，是祖国医学遗产的一部分，有2000余年的悠久历史，对于众多疾病具有较好的疗效。

　　皮肤针疗法的中医理论基础主要是皮部理论、经筋理论和腧穴主治理论，西医理论基础是基于皮肤、血管的各种功能和对神经－内分泌－免疫网络的调控。皮肤针疗法操作简便，安全省时，患者易于接受，疗效显著。用皮肤针治病前，除了应用一般的检查方法之外，还有一种特殊的检查法，即体表检查法，本书将其作为皮肤针疗法的技法之一，与皮肤针疗法的针具、施术过程及术后注意事项等在技法篇中详细介绍。皮肤针的适应证甚为广泛，根据不完全统计，皮肤针能治疗内科、外科、妇科、儿科、皮肤科、五官科等百余种病症。不但对功能性疾病有良好的治疗作用，对某些器质性疾病也有一定的疗效。

　　为了满足广大针灸临床工作者和皮肤针疗法爱好者全面了解、学习皮肤针疗法和临床实践的愿望与需求，我们编写了本书。本书不同于其他已出版的皮肤针疗法书籍，具有以下特点：

　　1.在广泛查阅古今中外文献的基础上，详细介绍了皮肤针疗法的发展历史、中西医理论基础、常用针具、标准的操作方法和临床运用。

2. 本书技法篇"皮肤针临床操作"部分以"中华人民共和国国家标准——针灸技术操作规范第 7 部分：皮肤针（GB/T 21709.7–2008 ）"为指导进行编写，源于标准，高于标准，处方上突出部位与穴位的结合，操作指导性更强。

3. 本书临床篇所有的推荐处方均通过文献调研，由专家共识而产生，具有临床适用性和权威性。

4. 本书的编写在确保专业性的基础上力求增强可阅读性，因此精简了文字，使用了大量的图片，还配备操作录像，可以使初学者更加直观地学习和掌握这门医疗技术。

本书的文字部分由席强、崔瑞、王连芳、冯宇、刘宝虎、刘妍、张剑鹏负责；本书的所有图片拍摄和视频制作由席强、郑超、焦金金、郭金赫、李青敏、刘宝虎负责。最后由主编负责修改、统稿和定稿。郭金赫、张璇、刘宝虎为图片和视频的拍摄提供了无偿的帮助。

受编委会成员的水平所限，本书难免存在疏漏之处，敬请广大读者提出宝贵意见和建议，以便今后修订完善。

编　者

2017 年 6 月

目录
CONTENTS

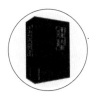

001~058

基础篇

基础篇

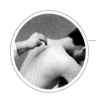

059~079

技法篇

图解
皮肤针疗法
TUJIE
PIFUZHEN
LIAOFA

技法篇

图解
皮肤针疗法
TUJIE
PIFUZHEN
LIAOFA

技法篇

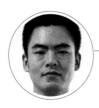

081~162

临床篇

临床篇

图解
皮肤针疗法
TUJIE
PIFUZHEN
LIAOFA

临床篇

皮肤针疗法

是针灸学中多针浅刺的一种疗法,有
2000 余年的悠久历史。它的形成和发展是
与我国劳动人民长期生产实践分不开的,对保
障人民健康起到了重要作用。皮肤针疗法的中医
理论基础主要是皮部理论、经筋理论和腧穴主治
理论,西医理论基础是基于皮肤、血管的各种功
能和对神经 - 内分泌 - 免疫网络的调控。皮肤
针疗法操作简便,安全省时,适应面广,
患者易于接受,疗效显著。

基础篇

关键词

○ 皮肤针疗法
○ 浅刺、皮部、经筋
○ 皮肤、血管
○ 神经 – 内分泌 – 免疫网络
○ 特点

历史源流

皮肤针疗法是运用多支短针组成的针具，叩刺人体一定部位或穴位来治疗疾病的一种外治疗法。它是我国古代人民在长期的劳动生活中总结出的一种独特的治病方法，是祖国针灸医学遗产的一部分，有2000余年的悠久历史，对于众多疾病具有较好的疗效。

奠基于 先秦

皮肤针疗法属于刺法中浅刺的范畴，针具的形状及操作手法是在古代"半刺""扬刺""毛刺"的基础上发展而来的。

《素问·刺要论篇》中指出："病有浮沉，刺有浅深，各至其理，无过其道。"说明根据病情和部位的不同，在针刺治疗上要有深刺及浅刺。《素问·刺齐论篇》又云："刺骨者无伤筋，刺筋者无伤肉，刺肉者无伤脉，刺脉者无伤皮，刺皮者无伤肉，刺肉者无伤筋，刺筋者无伤骨……"这里骨、筋、肉、皮即是说明针刺的深浅。因此先秦时期的《黄帝内经》在总结针灸医学经验中，为皮肤针疗法奠定了理论基础（图1-1）。

《灵枢·官针》言："凡刺有九，以应九变……七曰毛刺，毛刺者刺浮痹皮肤也。"又言："凡刺有十二节，以应十二经……五曰扬刺，扬刺者，正内一，傍内四而浮之，以治寒气之博大

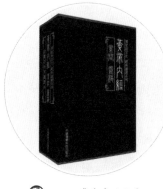

图 1-1 《黄帝内经》

者也。"这里所说毛刺，是一种浅刺皮肤的刺法，不伤筋肉，用于治疗皮肤麻木不仁等病。扬刺即针刺浅表，操作时正中刺一针、左右上下各刺一针，用于治疗病变范围较大、病位较浅的寒痹。至于"正内一，傍内四"的五针排列刺法，已具有了现在梅花针的雏形。《灵枢·官针》说："凡刺有五，以应五脏，一曰半刺，半刺者，浅内而疾发针，无针伤肉，如拔毛状，以取皮气，"这里说的半刺是浅刺皮肤而快速出针以疏泄皮气的刺法，刺时不伤肌肉，好似拔去毫毛感。半刺的刺法要求，可以说是皮肤针手法的起源。

令人遗憾的是，由于种种原因，在现存的古代医学文献中，已经找不到有关皮肤针的治疗方法、治疗工具、治疗疾病的具体记载，古代皮肤针疗法濒临失传。史料记载，皮肤针疗法在过去广泛使用于我国江南地区。由于江南多发筋痹及缺医少药，以皮肤针治病深受群众欢迎，在民间得到广泛传播。但新中国成立前，中医学受到反动统治阶级的歧视和迫害，使这一疗法未得到应有的发展。

直到新中国成立后，皮肤针疗法重获新生，才有了文献资料可寻，使散见于民间的皮肤针疗法又受到医界同仁的重视，经过同仁的共同努力，反复实践，不断总结推广，终于使皮肤针疗法增添了新的光辉，使其内容更加具体，理论体系趋于完善，临床应用更加广泛。1955 年中医学家承淡安编

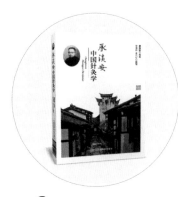

著《中国针灸学》，对皮肤针的叩打部位、治疗方法等都做了较为详细的介绍（图1-2）。此后，在传统皮肤针针具基础上改良发展了一批新型针具，如"电梅花针""滚针""磁圆针"等，使之应用于临床治疗疾病效果更优。

图1-2　《中国针灸学》

辐射于 海外

为了使皮肤针疗法服务于更多的人群，我国在梅花针（皮肤针的一种）方面加强了对外宣传。20世纪50年代苏联曾派医师来中国学习梅花针。1975年以后，我国政府受联合国世界卫生组织的委托和一些国家的请求，先后在北京等地开办外国医生学习中国针灸的学习班，同时为来自世界各地的医务工作者介绍了中国梅花针。1982年应日本的邀请，我国派医师赴日本讲学和医疗，并为其培养梅花针专业人员。20世纪90年代至今，全国高等中医院校及部分民间医疗机构面向世界多个国家和地区招收中医学习者，为其培训相关治疗方法，皮肤针为其中一项。现在已有不少国家和地区的医务工作者，采用皮肤针疗法防病治病，为他们本国人民的健康服务。

理论基础

皮肤针疗法具有丰富的理论基础，包括皮部理论、经筋理论、腧穴主治理论及广泛的西医理论基础。

第一节 中医理论基础

一、皮部理论

中医学认为，人体是一个以心为主宰，五脏为中心，通过经络"内属于脏腑，外络于肢节"联系的有机整体。可以说经络是运行全身气血，联络脏腑肢节，沟通上下内外，调节人体功能的特殊网络系统。十二皮部是经络系统在皮肤的分部，是经络功能反映于体表的部位，是经络气血输注和布散的地方。皮部作为十二经脉的体表分区，呈区带状分布，其范围与同名经络分布的部位大概一致，但比经络更为广泛。

生理状态下，皮部作为人体体表的最浅表部分与外界直接接触，对外界气候等变化最敏感，并对这些变化具有调节作用和适应能力，起着保护机体、抵御外邪侵袭的作用。故十二皮部功能正常则皮肤色泽鲜明，脏腑气血充盛，反之皮肤色泽、形态、感觉会出现异常。《素问·皮部论篇》说："其色多青则痛，多黑则痹，黄赤则热，多白则寒，五色皆见，则寒热也。"

病理状态下，病邪则可通过十二皮部沿着经脉内传脏腑。如《素问·皮部论篇》云："皮者脉之部也，邪客于皮则腠理开，开则邪入客于络脉；络脉满则注于经脉；经脉满则入舍于腑脏也；故皮者有分部，不与而生大病也"。说明机体卫外功能失常时，病邪可通过皮部 – 络脉 – 经脉 – 脏腑的联系而逐渐深入。皮肤针正是基于十二皮部的生理和病理，通过对皮肤的刺激加强皮部与十二经脉、络脉乃至脏腑气血的沟通和内在联系而发挥治疗作用。

二、经筋理论

十二经筋是十二经脉之气濡养筋肉骨节的体系，是十二经脉的外周连属部分。经筋具有约束骨骼、屈伸关节、维持人体正常运动功能的作用，正如《素问·痿论篇》所说："宗筋主束骨而利机关也。"经筋为病，多为转筋、筋痛、痹证等，临床常见的肢体某部疼痛、酸楚、拘急、痿软等与筋肉关节有关的经筋病证，皮肤针治疗效果较好。

经筋疾病的治疗原则是"以痛为腧"，此说《灵枢·经筋》曾多次述及，以痛为腧者，随其痛处而即为其所取之俞穴也。孙思邈在《备急千金要方》（图 2-1-1）中有记载："吴蜀多行灸法，有阿是之法，言人有病痛，即令捏其上，若果当其处，不问孔穴，即得便快或痛处，即云阿是，灸刺皆验，故曰阿是穴"，阿是穴的提出是对"以痛为腧"理论的重大继承和发展。

经筋疾病的一个重要病机特点是邪结于筋，筋结阻脉，气血壅滞，因结致痛。因此，在临床工作中，医生往往凭借个人的经验或患者的症状寻找局部压痛点并进行皮肤针治疗，行气活血、疏通经络，使其通而不痛，从而缓解或解决患者病痛。

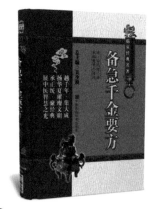

图 2-1-1　孙思邈《备急千金要方》

三、腧穴主治作用

腧穴的主治作用包括近治作用、远治作用和特殊作用。任何腧穴都可治疗腧穴所在部位的局部病证和邻近病证，胸腹腰背部的腧穴可以治疗相应部位的脏腑病证，头部腧穴可治疗神志五官病证，这就是腧穴的近治作用，亦即"腧穴所在，主治所在"。如《百症赋》云"囟会连于玉枕，头风疗以金针，悬颅、颔厌之中，偏头痛止"，就是对囟会、悬颅、颔厌穴局部近治作用的概括。十四经所属腧穴中，尤其是十二经脉在四肢肘膝关节以下的腧穴，不仅能治疗局部病证，而且还能治疗本经循行所过处的远隔部位的脏腑、组织器官病证，这是腧穴的远治作用，亦即"经脉所过，主治所及"。如《标幽赋》中"必准者，取照海治喉中之闭塞；端的处，用大钟治心内之呆痴"，取肾经位于肢体远端的照海及大钟穴，治疗肾经循行联系的喉痹及心内之痴呆。现代皮肤针临床针对不同系统的病证，依据腧穴近治及远治作用进行穴位配伍往往可以取得很好的疗效。

第二节　西医理论基础

一、皮肤的功能

皮肤指人体体表包绕在肌肉外面的组织。皮肤的结构包括表皮层、真皮层和皮下组织（脂肪层）三个部分，其中含有大量的胶原纤维、弹力纤维、丰富的感觉神经末梢和毛细血管网，参与人体多种生理病理活动（图2-2-1）。主要具有保卫机体免受外界物理性、化学性和病原微生物等各种有害物侵袭的功能，同时还具有呼吸、调节体温、感知、吸收、分泌和排泄的作用。

皮肤除了具有非特异性屏障功能外，也是一个很重要的免疫器官，并且是人体最大的免疫器官，对其研究得到越来越广泛的重视。在外源性抗原接

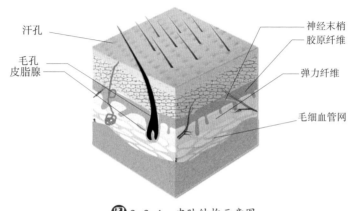

汗孔　　　　　　　　　　　　　　　　　　　　神经末梢
　　　　　　　　　　　　　　　　　　　　　　胶原纤维
毛孔
皮脂腺　　　　　　　　　　　　　　　　　　　弹力纤维

　　　　　　　　　　　　　　　　　　　　　　毛细血管网

图 2-2-1　皮肤结构示意图

触或进入皮肤组织时，皮肤角朊细胞分泌的 ETAF（胸腺细胞活化因子）等为摄取和识别抗原创造了有利的微环境。当免疫反应发生时，循环的 T 淋巴细胞亚群，受角朊细胞、血管内皮细胞等释放的免疫介质作用向炎症部位移动并停留，T 细胞被皮肤中的抗原递呈细胞——郎格罕细胞，加工、处理和递呈的抗原激活、增殖而发挥免疫作用。

皮肤针首先作用于皮肤，兴奋皮肤内感觉神经末梢，启动自体的神经 - 内分泌 - 免疫反应，进而调节其呼吸、分泌、排泄、吸收等功能达到预防保健、治疗疾病的目的。皮肤作为皮肤针作用的触发部位，其参与皮肤针疗法原理的始动机制尚待进一步研究。

二、血管生物学基础

传统观点认为心脏、血管、血液是构成循环系统三个主要组成部分，近十余年随着心钠素、内皮素的相继发现，人们对心脏、血管、内皮细胞功能的传统认识有了根本的改变：心脏不再是单一的血液循环动力器官，血管也不仅仅是血流管道，内皮细胞除了是血液和组织间代谢交换的屏障外，与心脏、血管一样，具有重要的内分泌功能。内皮细胞可以产生和分泌十余种生物活性物质，这些物质既具有循环激素的作用，又发挥局部激素的效应，以自分泌、旁分泌、胞内分泌或周身分泌的方式遍及全身，调节局部或整体的血管生物活动。临床常用的皮肤针刺络放血，首先是使微血管或毛细血管破裂，然后局部血液流动发生改变。血管、血液双重刺激的互动过程及引起的整体变化是皮肤针刺络放血取得疗效的核心机制之一。

第三节　作用原理

一、经络感传学说

皮肤针刺激皮肤后，针感随着刺激部位的不同而驱动相应区域的经脉之气循行，传至相关的脏腑、筋肉、关节等人体特定部位，从而调节经络之气以及内脏功能，达到防病、治病的作用。

二、神经节段支配

依据解剖学，内脏器官的感觉神经纤维与一定皮肤肌肉区的感觉神经纤维都进入相同的脊髓节段，内脏与体表可以通过这条途径，在自主神经和体液参与下相互联系。因此，当内脏病变时，常在脊柱两侧体表的一定部位出现阳性反应和阳性物，这些也是皮肤针治疗时重点刺激的部位。

三、皮肤的神经 - 内分泌 - 免疫网络调节

皮肤针刺入穴位的皮肤及皮下组织，一方面可直接刺激神经末梢，末梢神经兴奋后沿着相应的神经传导通路到达中枢神经系统——脊髓和大脑，激活神经系统调节，通过一些信号分子，进而激活神经 - 内分泌 - 免疫网络，发挥整体调节治疗作用。另一方面，皮肤针作用于穴位，可诱导局部细胞兴奋及相关细胞因子释放激活，尤其是肥大细胞脱颗粒释放缓激肽、蛋白酶、组胺、前列腺素、细胞因子等化学物质，这些物质可影响血液循环，增强血管通透性，也可进一步兴奋神经末梢，经神经 - 内分泌 - 免疫复杂网络传导整合后，发挥对靶器官作用，由此产生皮肤针治疗效应（图 2-3-1）。

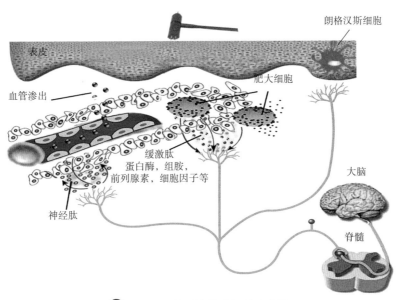

图 2-3-1 皮肤针作用机制示意图

第四节　特点

一、施治简便安全：皮肤针治病是刺激人体一定的体表部位、穴位或经脉循行路线而达到治病的目的。只要掌握皮肤针基础知识，注意消毒和手法运用，即可治病。一般没有副作用。

二、经济节约，容易推广：皮肤针治病不但能减轻患者经济负担，同时也节约药品，因此很适合基层医疗单位普及应用。

三、应用范围广泛：皮肤针对内、外、妇、儿、皮肤、五官多科病证均有良好疗效。不但能治已病，对中老年人或常人也有保健强身之功；同时也是治病、美容的一种有效方法。

四、皮肤针是一种浅刺外刺法，与针刺深部组织有所不同，容易被患者所接受，尤其婴幼儿更适宜。在手法上，要求用腕力弹刺。此外，脊柱两侧检查，配合身体其他部位的体表检查，是皮肤针疗法的特有诊断法。这种检查法能指导临床治疗，并能检验疗效。

第三章

常用刺激部位

第一节　循经叩刺部位

一、膀胱经叩刺线

足太阳膀胱经从头顶入颅内络于脑，复出项部分开下行。背部一支脉沿肩胛内侧，夹脊旁，到达腰中。其中一支进入脊旁筋肉，络于肾；另一支从腰中分出，经夹脊旁，通过臀部，进入腘窝中。背部另一支脉，从肩胛内侧分别下行，通过肩胛，经过骶关节部，沿大腿外侧后边下行。膀胱经在背部的循行线分布有背俞穴，可调节脏腑的功能。膀胱经叩刺线上起下位颈椎，下至骶、尾椎部（图 3-1-1）。

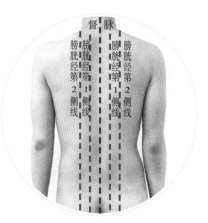

图 3-1-1　膀胱经循经叩刺部位

体位：患者俯卧位或俯伏坐位。

叩刺方法：沿膀胱经循行路线叩打，叩打线与后正中线的距离分别为 1.5 寸和 3 寸。每针相距 0.5~1cm，必要时也可以在 2 行中间再叩打 1 行，一般可循经叩刺 8~16 次。

主治：内脏病、神志病、五官病、四肢病、脊椎病、休克等，有退热解痉、强身健体的作用。

二、督脉叩刺线

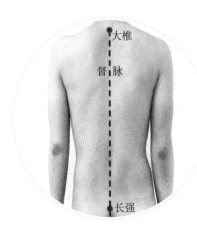

图 3-1-2　督脉循经叩刺部位

督脉起于小腹，经会阴部至骶骨长强穴，沿脊椎上行到风府穴，进入脑部，上至颠顶，沿额下行到鼻柱，入龈交穴。督脉叩刺线由长强穴至大椎穴（图3-1-2）。

体位：患者取俯卧位。

叩刺方法：沿督脉长强穴上行叩打至大椎穴为补；从大椎穴下行叩打至长强穴为泻；上行和下行交替叩打，为平补平泻。

主治：手足拘挛、麻木、震颤、抽搐、中风不语、癫狂、头痛、牙痛、眩晕等病症。

三、任脉叩刺线

任脉起于小腹部中极穴之下的会阴部，沿腹部、胸部正中线上行至唇下承浆穴，分两支上行，止于目下承泣穴。任脉叩刺线由曲骨穴至天突穴（图3-1-3）。

体位：患者取仰卧位。

叩刺方法：沿任脉由曲骨穴上行叩刺至天突穴为补；从天突穴下行叩刺至曲骨穴为泻；上行和下行交替叩刺，即为平补平泻。

主治：疝气、白带过多、月经不调、不孕、痛经、崩漏下血、小便不利、遗尿等病症。

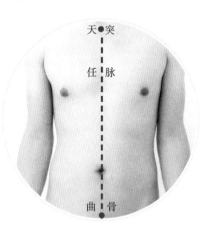

图 3-1-3　任脉循经叩刺部位

第二节 特定部位叩刺

特定部位的叩刺是皮肤针治病的一个特色。根据人体的结构特点，将身体分为头部、面部、颈部、前胸后背部、腰部、骶尾部、腹部、上肢部和下肢部9个部分。现将部位划分及与穴位的关系，叩刺方法和各部适应证分述如下。

一、头部

（一）额部

范围： 额部皮区（图3-2-1）。

刺法： 横刺3~4行。

功能： 清热散风，醒脑通络明目。

主治： 头面五官病、神志病。如头痛、眩晕、额痛、目红肿、目翳、鼻病、眼睑下垂、三叉神经痛眼支痛、眼肌型重症肌无力、神经官能症、面神经麻痹、小儿急慢惊风、面肌痉挛等病症。

常用穴： 印堂、鱼腰、阳白（图3-2-2）。

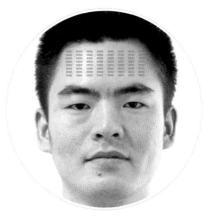

图 3-2-1　额部皮区叩刺区域示意

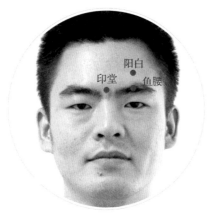

图 3-2-2　额部皮区叩刺常用穴位示意

印堂： 在头部，两眉毛内侧端中间的凹陷中。

鱼腰： 位于额部，瞳孔直上，眉毛中。

阳白： 位于前额部，当瞳孔直上，眉上1寸。

配穴：

（1）配颈部、颞部、风池，治疗头痛、头晕、高血压、面神经麻痹。

（2）配眼区、正光1和正光2、风池，治疗眼病、神经官能症。

（二）颞部

范围：颞部皮区（图3-2-3）。

叩刺方法：以太阳穴为中心叩刺。

功能：清头明目、镇痛、疏风通络。

主治：头面五官病、神志病。如偏头痛、面神经麻痹、头痛、眩晕、三叉神经痛眼支痛、神志病、牙痛等病症。

常用穴：太阳、丝竹空、瞳子髎（图3-2-4）。

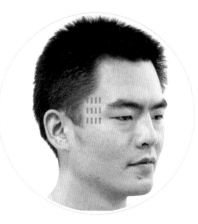

图 3-2-3　颞部皮区叩刺区域示意

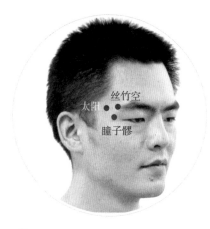

图 3-2-4　颞部皮区叩刺常用穴位示意

太阳：在颞部，当眉梢与目外眦之间，向后约一横指的凹陷处。

丝竹空：在面部，当眉梢凹陷处。

瞳子髎：在面部，目外眦旁，当眶外侧缘处。

配穴：

（1）配眼部、颈部、百会，治疗眼病、偏头痛、重症肌无力、眼睑下垂。

（2）配颈部、腰部和骶部，治疗高血压、失眠、视神经萎缩。

（三）头顶部

范围：头顶部皮区（图3-2-5）。

叩刺方法：呈网状叩刺若干行。

功能：开窍醒脑、回阳固脱、清头明目、镇静安神。

主治：头面五官病、神志病、泌尿生殖系疾病。如头痛、头晕、眼病、遗尿、阳痿、低血压、脱肛、重症肌无力、脱发、中风、癫痫、神经官能症、鼻衄等病症。

常用穴：百会、上星（图3-2-6）。

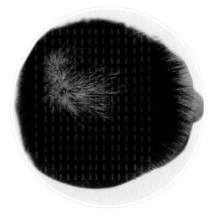

图 3-2-5　头顶部皮区叩刺区域示意

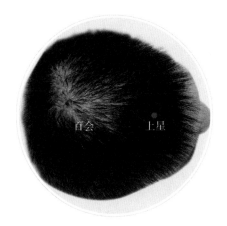

百会：在头部，当前发际正中直上5寸，或两耳尖连线的中点处。

上星：在头部，当前发际正中直上1寸。

图 3-2-6　头顶部皮区叩刺常用穴位示意

配穴：

（1）配颈部、风池、骶部，治疗失眠、青光眼、头痛、高血压。

（2）配腰、骶部、中脘，治疗遗尿、遗精、阳痿、脱肛、色盲、子宫脱垂，儿童弱视。

（四）枕部

范围：由头顶向下至后发际皮区（图3-2-7）。

叩刺方法：从头顶向下呈网状叩打若干行。

功能：疏风清头、镇静安神。

主治：头面五官病、颈项痛、神志病。如头晕、后头痛、颈项强急、脑性瘫痪、眼病、脱发、耳鸣、大脑发育不全等病症。

常用穴：脑户、后顶（图3-2-8）。

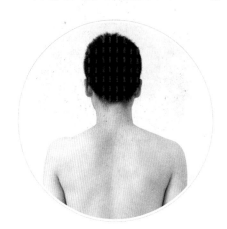 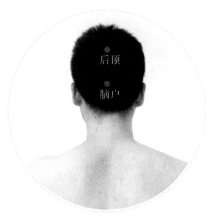

图 3-2-7　枕部皮区叩刺区域示意　　图 3-2-8　枕部皮区叩刺常用穴位示意

脑户：在头部，后发际正中直上2.5寸，风府上1.5寸，枕外隆凸的上缘凹陷处。

后顶：在头部，当后发际正中直上5.5寸，脑户上3寸。

配穴：

（1）配风池、颈部、肩部，治疗颈椎病、落枕、头痛、高血压。

（2）配太阳、内关、骶部，治疗神志病、更年期综合征、失眠、心动过速。

二、面部

（一）眼部

范围：眼部周围皮区（图3-2-9）。

叩刺方法：沿眼眶周围呈环状叩打3~4圈。

功能：养血平肝、清头明目、通络纠斜、镇静安神。

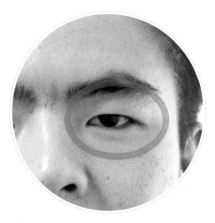

主治：眼病、面神经麻痹。如近视眼、远视眼、斜视、儿童弱视、视

图 3-2-9　眼部周围皮区叩刺区域示意

神经萎缩、色盲、眼球震颤、青光眼、眼肌痉挛、急慢性结膜炎、麦粒肿、眼睑下垂、眼肌疲劳症、面神经麻痹等病症。

常用穴：睛明、攒竹、四白、承泣、正光 1、正光 2（图 3-2-10）。

睛明：在面部，目内眦角稍上方凹陷处。

攒竹：在面部，当眉头陷中，眶上切迹处。

四白：在面部，瞳孔直下，当眶下孔凹陷处。

承泣：在面部，瞳孔直下，当眼球与眶下缘之间。

正光 1：经验穴。位于眶上缘外 3/4 与内 1/4 交界处，攒竹穴与鱼腰穴之间的中点，眶上缘的下方。

正光 2：经验穴。位于眶上缘外 1/4 与内 3/4 交界处丝竹空穴与鱼腰穴之间的中点，眶上缘的下方。

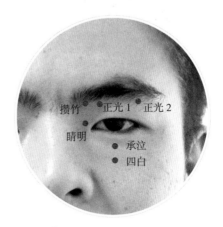

图 3-2-10 眼部周围皮区叩刺常用穴位示意

配穴：

（1）配额部、正光 1、正光 2、风池、颈部、大椎，治疗青少年近视眼、远视眼、斜视、色盲、弱视、青光眼。

（2）配太阳、正光 1、正光 2、内关、骶部，治疗头痛、失眠、高血压、心悸。

（二）鼻部

范围：鼻部皮区（图 3-2-11）。

叩刺方法：沿鼻背部两侧各叩打 2~3 行。

功能：清热散风、宣通鼻窍。

主治：鼻病、面神经病变。如急慢性鼻炎、鼻窦炎、鼻衄、过敏性鼻炎、萎缩性鼻炎、面神经麻痹、面肌痉挛等病症。

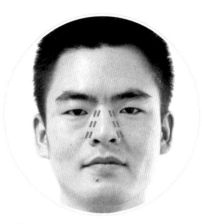

图 3-2-11 鼻部皮区叩刺区域示意

常用穴：迎香（图3-2-12）。

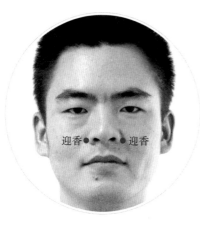

迎香：在鼻翼外缘中点旁，当鼻唇沟中。

图 3-2-12　鼻部皮区叩刺常用穴位示意

配穴：

（1）配颈部、风池、迎香、太渊，治疗急慢性鼻炎、过敏性鼻炎。

（2）配骶部、上星、印堂，治疗鼻衄、萎缩性鼻炎。

（三）口唇部

范围：口唇周围皮区（图3-2-13）。

叩刺方法：沿口唇周围呈环状叩打2~3圈。

功能：清热息风、醒神开窍。

主治：危急重症、痛症、面部疾病、口腔病、神志病。如休克、虚脱、中暑、昏迷、牙关紧闭、头项强痛、牙痛、口舌生疮、面神经麻痹、三叉神经痛、流涎、急性腰扭伤、癫痫、瘛症等病症。

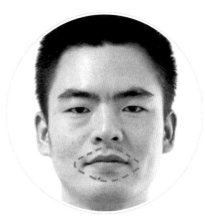

图 3-2-13　口唇周围皮区叩刺区域示意

常用穴：水沟、承浆（图 3-2-14）。

水沟：在面部，当人中沟的上 1/3 与中 1/3 交点处。

承浆：在面部，当颏唇沟的正中凹陷处。

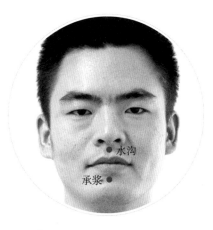

图 3-2-14　口唇周围皮区叩刺常用穴位示意

配穴：

（1）配颈部、颧部、颊部，治疗面神经麻痹、三叉神经痛、面肌痉挛。

（2）配骶部、指尖、水沟，重刺激治疗休克、虚脱、昏迷、中暑。

（四）颧部

范围：颧骨处皮区（图 3-2-15）。

叩刺方法：从鼻唇沟的外侧起，沿颧骨下缘呈弧形叩打 2~3 行。

功能：清热散风、疏经止痛。

主治：口腔病、面部疾病。如面神经麻痹、三叉神经痛、牙痛、下颌关节病、面肌痉挛、急慢性鼻炎等病症。

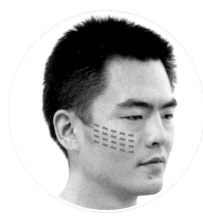

图 3-2-15　颧骨处皮区叩刺区域示意

常用穴：颧髎（图 3-2-16）。

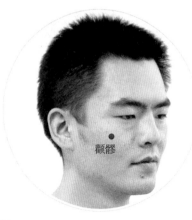

颧髎：在面部，当目外眦直下，颧骨下缘凹陷处。

图 3-2-16　颧骨处皮区叩刺常用穴位示意

配穴：

（1）配颈部、合谷，治疗牙痛。

（2）配颊部、下颌部、太阳、风池，治疗面神经麻痹、面肌痉挛、下颌关节病、扁桃体炎。

（五）颊部

范围：颊部皮区（图 3-2-17）。

叩刺方法：沿颊部由后向前，平行叩打 2~3 行，颊孔处多叩打数针。

功能：清热散风、通利牙关、疏经镇痛。

主治：面部疾病、口腔病、神志病。如牙痛、咬肌痉挛、面神经麻痹、腮腺炎、三叉神经痛、下颌关节病、牙关紧闭、颊肿、咽炎、扁桃体炎、中风失音等病症。

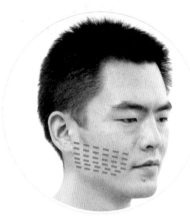

图 3-2-17　颊部皮区叩刺区域示意

常用穴：地仓、人迎、颊车（图3-2-18）。

地仓：在面部，口角外侧，上直瞳孔。

人迎：在颈部，结喉旁，当胸锁乳突肌的前缘，颈总动脉搏动处。

颊车：在面颊部，下颌角前上方约一横指（中指），当咀嚼时咬肌隆起，按之凹陷处。

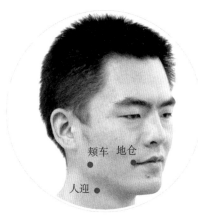

图3-2-18　颊部皮区叩刺常用穴位示意

配穴：

（1）配下颌部、合谷，治疗牙痛、扁桃体炎、咽炎。

（2）配颧部、颞部、风池，治疗面神经麻痹、三叉神经痛、下颌关节病、牙关紧闭。

（六）颈部

范围：颈部皮区（图3-2-19）。

叩刺方法：由颈部至舌骨体上缘叩打数针。

功能：清热化痰，利咽开窍。

主治：咽喉病、呼吸系统疾病。临床用于治疗急慢性支气管炎、哮喘、咽喉炎、扁桃体炎、声带病、舌炎、流涎、舌强、言语不清等病症。

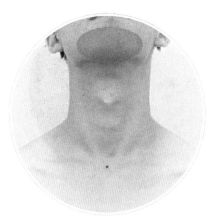

图3-2-19　颈部皮区叩刺区域示意

常用穴：廉泉（图 3-2-20）。

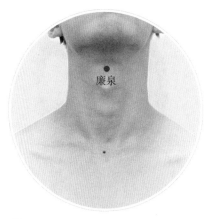

廉泉

廉泉：在颈部，当前正中线上，结喉上方，舌骨上缘凹陷处。

图 3-2-20　颏部皮区叩刺常用穴位示意

配穴：

（1）配下颌部、颊部、合谷，治疗牙痛、咽喉炎。

（2）配颈部、气管两侧、太渊，治疗急慢性气管炎、哮喘、声带病。

（七）下颌骨

范围：下颌骨下缘皮区（图3-2-21）。

叩刺方法：沿下颌骨下缘，由下颌角至颏部下平行叩打 2~3 行。

功能：清热止痛、清咽利膈、和中止酸、通利关窍。

主治：口腔病、胃病、面神经麻痹、三叉神经痛、舌强、中风失音、声带病、牙痛、高血压、急慢性气管炎、哮喘、淋巴结病、腮腺炎等病症。

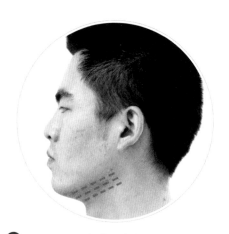

图 3-2-21　下颌骨下缘皮区叩刺区域示意

常用穴：上廉泉（图 3-2-22）。

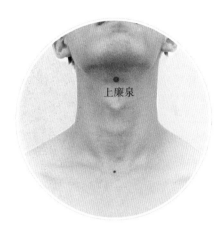

上廉泉

上廉泉：经验穴。在喉结上 1 寸，舌骨上方，仰头取之。

图 3-2-22　下颌骨下缘皮区叩刺常用穴位示意

配穴：

（1）配气管两侧、颈部、骶部，治疗支气管炎、哮喘、甲状腺病、淋巴结病。

（2）配第 5~8 胸椎两侧、上腹部，治疗胃溃疡、反酸、急慢性胃炎。

（八）耳区

范围：沿外耳廓周围皮区（图3-2-23）。

叩刺方法：沿外耳廓呈环状叩打 2~3 圈。

功能：疏通经络、清头止痛、利窍益聪。

主治：头面五官病。如耳鸣、耳聋、中耳炎、牙痛、颊肿痛、面神经麻痹、三叉神经痛、眼病、腮腺炎、头痛、头晕、下颌关节病、扁桃体炎等病症。

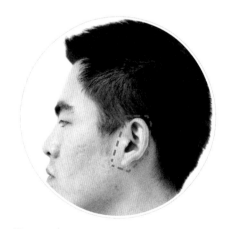

图 3-2-23　外耳廓周围皮区叩刺区域示意

常用穴：角孙、听宫、听会、翳风（图 3-2-24）。

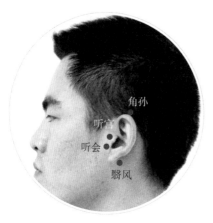

角孙：在头部，折耳廓向前，当耳尖直上入发际处。

听宫：在面部，耳屏前，下颌骨髁状突的后方，张口时呈凹陷处。

听会：在面部，当耳屏间切迹的前方，下颌骨髁突的后缘，张口有凹陷处。

翳风：在耳垂后方，当乳突与下颌角之间的凹陷处。

图 3-2-24　外耳廓周围皮区叩刺
常用穴位示意

配穴：

（1）配颈部、腰部、风池，治疗耳鸣、耳聋、眩晕、神经官能症。

（2）配下颌部、颊部、合谷、外关，治疗面神经麻痹、面肌痉挛、腮腺炎、下颌关节病。

（九）乳突部

范围：乳突部皮区（图 3-2-25）。

叩刺方法：沿乳突呈弧形叩打 2~3 圈。

功能：清热散风、镇静安神、降压。

主治：心血管病、神志病、耳病。如癫痫、癔症、高血压、耳病、眩晕、偏头痛、心动过速等病症。

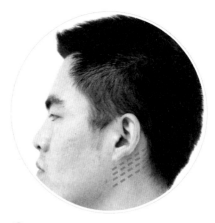

图 3-2-25　乳突部皮区叩刺区域示意

常用穴：翳风（图 3-2-26）。

翳风：在耳垂后方，当乳突与下颌角之间的凹陷处。

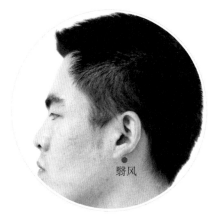

图 3-2-26　乳突部皮区叩刺常用穴位示意

配穴：

（1）配颈部、骶部、气管两侧，治疗高血压、心悸、癫痫、癔症、失眠、甲状腺功能亢进。

（2）配耳区、下颌部、曲池，治疗耳鸣、耳聋、腮腺炎。

三、颈部

（一）后颈部

范围：枕骨粗隆下方第 1~7 颈椎两侧皮区（图 3-2-27）。

叩刺方法：自枕骨粗隆下方，第 1~7 颈椎两侧皮区各叩打 2~3 行。

功能：镇静安神、清热散风、通关开窍、平肝明目、化痰止咳。

主治：头面五官病、神志病、心血管病、呼吸系统病及上肢疾病。

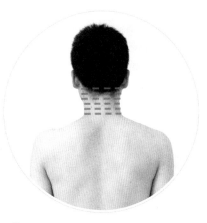

图 3-2-27　后颈部皮区叩刺区域示意

分段主治：①第1~4颈椎两侧：主治眼病、鼻病、耳病、口腔病、声带病、语言不清、舌强。②第5~7颈椎两侧：主治咽喉病、甲状腺病、颈淋巴结病、高血压、癫痫、癔症、失眠、颈椎病、落枕、肩关节周围炎。

常用穴：风池、风府、哑门、大椎（图3-2-28）。

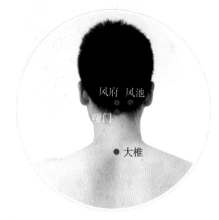

风池：在项部，当枕骨之下，与风府相平，胸锁乳突肌与斜方肌上端之间的凹陷处。

风府：在项部，当后发际正中直上1寸，枕外隆凸直下，两侧斜方肌之间凹陷中。

哑门：在项部，当后发际正中直上0.5寸，第1颈椎下。

大椎：在后正中线上，第7颈椎棘突下凹陷中。

图 3-2-28　后颈部皮区叩刺常用穴位示意

配穴：

（1）配骶部，治疗高血压、神经官能症、青光眼、休克、脑性瘫痪。

（2）配下颌部、气管两侧，治疗咽喉病、甲状腺功能亢进、气管炎、哮喘、牙痛。

（3）配眼区、百会，治疗近视、远视、共同性斜视、儿童弱视、眼睑下垂、视神经萎缩。

（二）胸锁乳突肌部

范围：胸锁乳突肌前后缘皮区（图3-2-29）。

叩刺方法：上起乳突，下至锁骨，沿胸锁乳突肌前后缘，自上而下叩打2~3次。

功能：和胃理气、清咽化痰、通经利节。

主治：颈椎病、耳病、消化及呼吸系统疾病。如急慢性支气管炎、哮喘、耳鸣、耳聋、颈椎病、肩胛部病、扁桃体炎、腮腺炎、食管病、落枕、颈淋巴结病等病症。

常用穴：缺盆、扶突（图 3-2-30）。

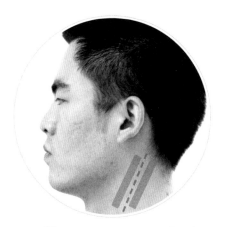

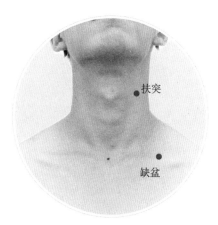

图 3-2-29　胸锁乳突肌前后缘
皮区叩刺区域示意

图 3-2-30　胸锁乳突肌部前后缘皮区
常用穴位示意

缺盆：在锁骨上窝中央，距前正中线 4 寸。

扶突：在颈外侧部，结喉旁，当胸锁乳突肌的前、后缘之间。

配穴：

（1）配上腹部、第 5~12 胸椎两侧皮区，治疗急慢性胃炎、胃溃疡。

（2）配气管两侧、孔最、膻中、乳突下部，治疗哮喘发作、急慢性支气管炎。

（三）气管两侧

范围：气管两旁皮区（图 3-2-31）。

叩刺方法：沿气管两旁，自上而下叩打 2~3 行。

功能：清肺化痰、宽胸宁心、利咽润喉。

主治：呼吸系统疾病、心血管病、内分泌疾病。如急慢性气管炎、哮喘、肺气肿、高血压、心动过速、甲状腺病、咽喉肿痛、声带病、暴

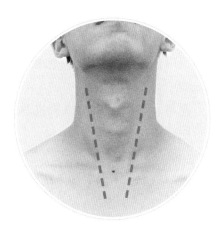

图 3-2-31　气管两侧皮区叩刺区域示意

暗、颈淋巴结病等病症。

常用穴：人迎、水突（图 3-2-32）。

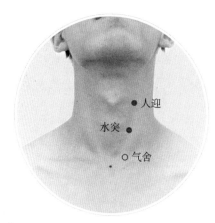

人迎：在颈部，结喉旁，当胸锁乳突肌的前缘，颈总动脉搏动处。

水突：在颈部，胸锁乳突肌的前缘，当人迎与气舍连线的中点。

图 3-2-32　气管两侧皮区叩刺常用穴位示意

配穴：

（1）配前后肋间、剑突下、第 1~12 胸椎两侧，治疗急慢性气管炎、哮喘、肺气肿。

（2）配颈部、腰部、骶部，治疗高血压、甲状腺功能亢进、咯血。

四、前胸后背部

（一）胸背部

范围：第 1~12 胸椎两侧皮区（图 3-2-33）。

叩刺方法：自第 1~12 胸椎两侧皮区各叩打 2~3 行。

功能：

（1）第 1~4 胸椎两侧：祛风解表、通经活络、养阴清肺。

（2）第 3~5 胸椎两侧：清热解表、宣肺化痰、宁心安神。

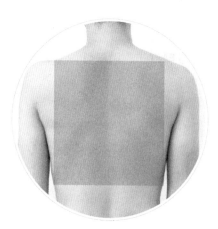

图 3-2-33　胸背部皮区叩刺区域示意

（3）第5~8胸椎两侧：宽胸利膈、降逆和胃、调补气血。

（4）第7~8胸椎两侧：疏肝降逆、养血化瘀、益智宁神。

（5）第9~10胸椎两侧：理气解郁、清泄肝胆、养血明目。

（6）第11~12胸椎两侧：健脾益气、利湿消滞。

主治：外感发热、中暑、虚脱、呼吸系统疾病、循环系统疾病、消化系统疾病、肝胆病、神经系统疾病、内分泌及新陈代谢疾病、运动系统疾病。

（1）第1~4胸椎两侧：治疗上肢疾病、感冒、胸椎病、肢体麻木、肩背痛、落枕。

（2）第3~5胸椎两侧：治疗感冒、哮喘、肋间神经痛、眼病、胸椎病。

（3）第5~8胸椎两侧：治疗胃或十二指肠溃疡、胃下垂、胃神经官能症、肋间神经痛、呃逆、食管病。

（4）第7~8胸椎两侧：治疗肝胆病、高血压、神经官能症、慢性出血性疾病、贫血、呃逆、肋软骨炎、荨麻疹。

（5）第9~10胸椎两侧：治疗糖尿病、甲状腺功能亢进、肝胆病、胃病、肋间神经痛。

（6）第11~12胸椎两侧：治疗胃溃疡、慢性胃炎、胃神经官能症、过敏性结肠炎、慢性肠炎、泌尿生殖系统疾病。

常用穴：风门、肺俞、心俞、膈俞、肝俞、胆俞、脾俞、胃俞、膏肓（图3-2-34）。

风门：在背部，当第2胸椎棘突下，旁开1.5寸。

肺俞：在背部，当第3胸椎棘突下，旁开1.5寸。

心俞：在背部，当第5胸椎棘突下，旁开1.5寸。

膈俞：在背部，当第7胸椎棘突下，旁开1.5寸。

肝俞：在背部，当第9胸椎棘突下，旁开1.5寸。

胆俞：在背部，当第10胸椎棘突下，旁开1.5寸。

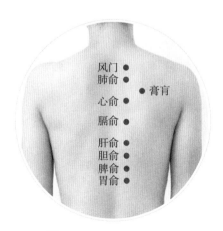

图 3-2-34 胸背部皮区叩刺常用穴位示意

脾俞：在背部，当第 11 胸椎棘突下，旁开 1.5 寸。

胃俞：在背部，当第 12 胸椎棘突下，旁开 1.5 寸。

膏肓：在背部，当第 4 胸椎棘突下，旁开 3 寸。

配穴：

（1）第 1~5 胸椎两侧配颈部、内关、外关，治疗循环系统疾病、上肢疾病、臂丛神经损伤。

（2）第 3~8 胸椎两侧配太渊、气管两侧，治疗急慢性支气管炎、哮喘、感冒发热、胃脘痛。

（3）第 7~12 胸椎两侧配上腹部、季肋部，治疗肝胆病、胃脘痛、消化不良、肋间神经痛、糖尿病、甲状腺功能亢进。

（二）前肋区

范围：前胸肋间皮区（图 3-2-35）。

叩刺方法：沿肋间隙由内向外，或由外向内叩打 1~2 行。

功能：宽胸理气、通经活络、宁心平喘。

主治：呼吸系统疾病、乳腺疾病、心血管疾病、肝胆疾病。如急慢性支气管炎、支气管扩张、肺气肿、肺结核、乳腺炎、心绞痛、肋间神经痛、肋软骨炎、带状疱疹、缺乳、慢性胆囊炎、胸膜炎等病症。

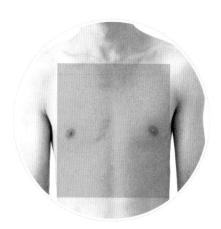

图 3-2-35 前胸肋间皮区叩刺区域示意

常用穴：中府、期门、日月（图 3-2-36）。

中府：在胸前壁的外上方，云门下 1 寸，平第 1 肋间隙，距前正中线 6 寸。

期门：在胸部，当乳头直下，第 6 肋间隙，前正中线旁开 4 寸。

日月：在上腹部，当乳头直下，第 7 肋间隙，前正中线旁开 4 寸。

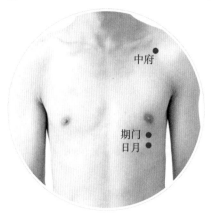

图 3-2-36 前胸肋间皮区叩刺常用穴位示意

配穴：

（1）配剑突下、气管两侧、第1~8胸椎两侧，治疗哮喘、支气管炎、肋间神经痛。

（2）配第3~8胸椎两侧、内关、足三里，治疗心绞痛、低血压。

（三）后肋区

范围：后肋间隙皮区（图3-2-37）。

叩刺方法：沿肋间隙由内向外，或由外向内叩打1~2行。

功能：宣肺化痰、活血通络。

主治：呼吸系统疾病、脊背疾病、肝胆病。如哮喘、急慢性支气管炎、肺气肿、肺结核、肋间神经痛、肋膜炎、带状疱疹、慢性胆囊炎等病症。

常用穴：附分、神堂（图3-2-38）。

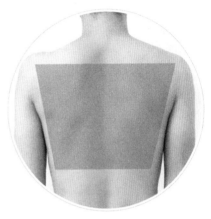

图 3-2-37　后肋间皮区叩刺区域示意

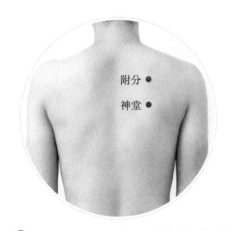

图 3-2-38　后肋间皮区叩刺常用穴位示意

附分：在背部，当第2胸椎棘突下，旁开3寸。

神堂：在背部，当第5胸椎棘突下，旁开3寸。

配穴：

（1）配膻中、上腹部、天突、前肋间，治疗慢性支气管炎、哮喘、肺气肿。

（2）配第5~10胸椎两侧、上腹部、季肋部，治疗肝胆病、胃病。

（四）胸骨部

范围：胸骨旁两侧皮区（图 3-2-39）。

叩刺方法：沿胸骨旁两侧，自上而下各叩打 2~3 次。

功能：宽胸理气、化痰宁心。

主治：呼吸系统疾病、心血管病、肋软骨病。如急慢性气管炎、哮喘、胸闷、肋软骨炎、心悸等病症。

常用穴：天突、膻中（图 3-2-40）。

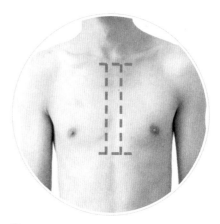

图3-2-39　胸骨两侧皮区叩刺区域示意

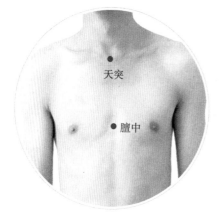

图3-2-40　胸骨两侧皮区叩刺常用穴位示意

天突：在颈部，当前正中线上，胸骨上窝中央。

膻中：在胸部，当前正中线上，平第4肋间，两乳头连线的中点。

配穴：

（1）配前肋间、太渊、气管两侧，治疗急慢性支气管炎、肺气肿、支气管扩张、哮喘、胸膜炎。

（2）配胸椎两侧分段、前肋间，治疗肋软骨炎、肋间神经痛。

（五）乳房周围

范围：乳房周围皮区（图 3-2-41）。

叩刺方法：沿乳房周围呈环形叩打 3~4 圈。

功能：调理肺气、活络通乳。

主治：乳房病、心血管疾病。如乳腺炎、乳汁不足、心绞痛等病症。

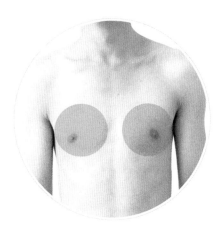

图 3-2-41　乳房周围皮区叩刺区域示意

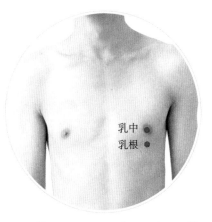

图 3-2-42　乳房周围皮区叩刺
常用穴位示意

常用穴：乳中、乳根（图 3-2-42）。

乳中：在胸部，当第 4 肋间隙，乳头中央，距前正中线 4 寸。

乳根：在胸部，当乳头直下，乳房根部，第 5 肋间隙，距前正中线 4 寸。

配穴：

（1）配前肋间、内关、膻中、剑突下，治疗心绞痛、哮喘发作。

（2）配第 3~8 胸椎两侧、足三里，治疗乳腺炎、乳汁不足。

（六）锁骨上、下部

范围：锁骨上下缘皮区（图 3-2-43）。

叩刺方法：沿锁骨上、下缘各叩打 1~2 行。

功能：宽胸理气、清肺化痰、疏经止痛。

主治：颈淋巴结病、上肢病、呼吸系统病。如急慢性气管炎、哮喘、肩周炎、肩胛冈病、颈椎病、颈项强痛、落枕、颈淋巴结病等病症。

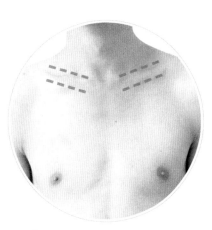

图 3-2-43　锁骨上、下缘皮区
叩刺区域示意

常用穴：云门（图3-2-44）。

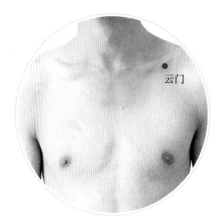

云门：在胸前壁的外上方，肩胛骨喙突上方，锁骨下窝凹陷处，距前正中线6寸。

图 3-2-44　锁骨上、下缘区常用穴位示意

配穴：

（1）配颈部、下颌部、外关，治疗颈淋巴结病、上肢瘫痪、臂丛神经损伤。

（2）配气管两侧、第3~8胸椎两侧、足三里、上腹部，治疗哮喘、慢性支气管炎、胃病。

（七）季肋部

范围：季肋部皮区（图3-2-45）。

叩刺方法：沿季肋部叩打2~3行。

功能：疏肝理气、健脾和胃、通经止痛。

主治：肝、胆、脾、胃病。如慢性肝炎、慢性胆囊炎、膈肌痉挛、嗳气、呕吐等病症。

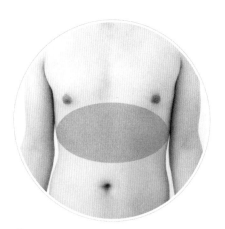

图 3-2-45　季肋部皮区叩刺区域示意

常用穴：平肝（图3-2-46）。

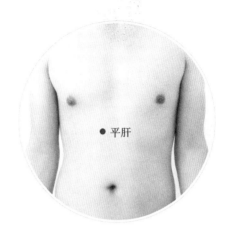

平肝：经验穴。在前正中线剑突下2寸即巨阙穴，旁开水平连线至季肋缘处为穴，此处常有明显压痛。

图 3-2-46　季肋部皮区叩刺常用穴位示意

配穴：

（1）配上腹部、足三里，治疗急慢性胃炎，胃神经官能症。

（2）配第5~10胸椎两侧、剑突下、内关，治疗胆道感染、胆石症。

（八）肩部

范围：肩胛冈上方皮区（图3-2-47）。

叩刺方法：沿肩胛冈上方皮区叩打3行。

功能：通经活络、疏筋利节、理气降逆。

主治：上肢疾病、颈项强痛。如肩关节病、落枕、颈椎病、上肢瘫痪萎缩等病症。

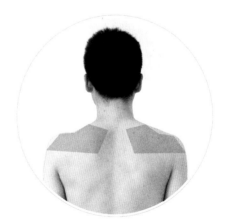

图 3-2-47　肩胛冈上方皮区叩刺区域示意

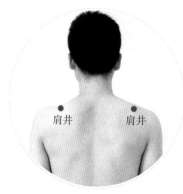

常用穴：肩井（图 3-2-48）。

肩井：在肩上，前直乳中，当大椎与肩峰端连线的中点上。

图 3-2-48　肩胛冈上方皮区叩刺常用穴位示意

配穴：

（1）配肩关节区、外关，治疗肩周炎、落枕、上肢运动障碍。

（2）配颈部、骶部、风池，治疗高血压、心动过速、青光眼。

（九）肩关节区

范围：肩关节周围皮区（图 3-2-49）。

叩刺方法：沿肩关节周围呈环形叩打 2~3 圈。

功能：疏筋利节、散风止痛。

主治：肩部疾病和上肢病。如肩关节病、臂痛不能举、上肢关节痛、偏瘫、上肢麻痹、臂丛神经损伤等病症。

常用穴：肩髃、肩髎、肩贞（图 3-2-50）。

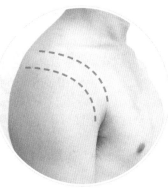

图 3-2-49　肩关节周围皮区叩刺区域示意

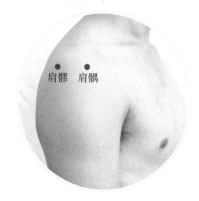

A

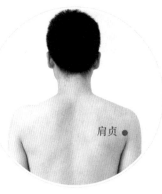

B

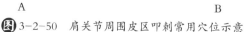

图 3-2-50　肩关节周围皮区叩刺常用穴位示意

肩髃：在肩部，三角肌上，臂外展或向前平伸时，当肩峰前下方凹陷处。

肩髎：在肩部，肩髃后方，当臂外展时，于肩峰后下方呈现凹陷处。

肩贞：在肩关节后下方，臂内收时，腋后纹头上1寸（指寸）。

配穴：

（1）配髂嵴部、侧腰部，治疗肩周炎、上肢功能障碍。

（2）配颈部、第1~4胸椎两侧、曲池、外关、合谷，治疗上肢肌萎缩、痹症、偏瘫、臂丛神经损伤。

（十）肩胛骨周围区

范围：肩胛骨缘皮区（图3-2-51）。

叩刺方法：沿肩胛缘呈环状叩打2~3圈。

功能：疏筋利节、散风止痛、理气宽胸。

主治：上肢疾病、呼吸系统疾病。如肩背痛、肩胛疼痛、肩关节病、偏瘫、急慢性支气管炎、哮喘发作等病症。

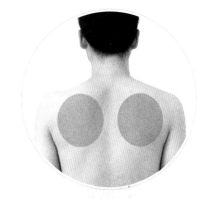

图 3-2-51　肩胛骨缘皮区叩刺区域示意

常用穴：天宗、秉风（图3-2-52）。

天宗：在肩胛部，当冈下窝中央凹陷处，与第4胸椎相平。

秉风：在肩胛部，冈上窝中央，天宗直上，举臂有凹陷处。

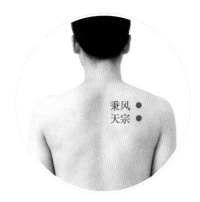

图 3-2-52　肩胛骨缘皮区叩刺常用穴位示意

配穴：

（1）配第1~8胸椎两侧、肩关节区，治疗肩周炎、上肢运动障碍、肩臂痛。

（2）配前、后肋间，剑突下、天突，治疗哮喘发作、急慢性支气管炎、肺结核。

（十一）三角肌部

范围：三角肌部皮区（图3-2-53）。

叩刺方法：在三角肌部皮区，由上而下叩打3行。

功能：疏通经气、伸筋止痛。

主治：上肢疾病、肩部病。如颈项强痛、肩背痛、臂肿痛、肩关节病、上肢神经肌肉病等病症。

常用穴：臑会（图3-2-54）。

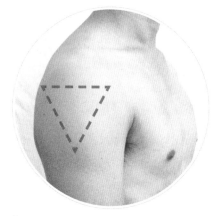

图 3-2-53　三角肌部皮区叩刺区域示意

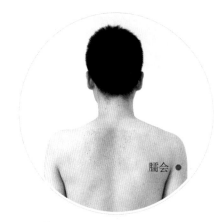

图 3-2-54　三角肌部皮区叩刺
常用穴位示意

臑会：在臂外侧，当肘尖与肩髎的连线上，肩下3寸，三角肌的后下缘。

配穴：

配第1~8胸椎两侧、肩关节区，治疗肩周炎，上肢运动障碍，肩臂痛。

五、腰部

（一）腰部

范围：第1~5腰椎两侧皮区（图3-2-55）。

叩刺方法：沿腰椎两侧各叩打3~4行。

功能：温肾壮阳、聪耳明目、清热利湿、调理肠胃。

主治：主治病症较广。如月经不调、痛经、闭经、慢性盆腔炎、白带过多、子宫脱垂、腰椎病、腰部软组织损伤、下肢疾病、偏瘫、腹泻、胃炎、消化不良、肝脾肿大、神志病、脊髓疾患、内分泌疾病、糖尿病、耳病、眼病等病症。

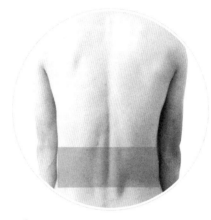

图3-2-55　腰部皮区叩刺区域示意

常用穴：命门、腰阳关、肾俞、大肠俞、关元俞（图3-2-56）。

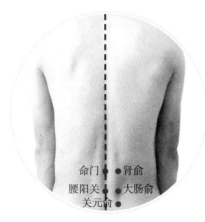

图3-2-56　腰部皮区叩刺常用穴位示意

命门：在腰部，当后正中线上，第2腰椎棘突下凹陷中。

腰阳关：在腰部，当后正中线上，第4腰椎棘突下凹陷中。

肾俞：在腰部，当第2腰椎棘突下，旁开1.5寸。

大肠俞：在腰部，当第4腰椎棘突下，旁开1.5寸。

关元俞：在腰部，当第5腰椎棘突下，旁开1.5寸。

配穴：

（1）配颈部、骶部，治疗癫痫、癔症、失眠、脱发、阳痿、早泄、遗尿、高血压、心动过速、眼病、休克、抽搐。

（2）配第5~12胸椎两侧、上腹部、足三里，治疗溃疡病、胃炎、胃神经官能症、腹泻、低血压、贫血、消化不良、软骨病。

（3）配百会、中脘、足三里，有健身防病之功。

（二）侧腰部

范围：腰部外侧皮区（图3-2-57）。

叩刺方法：腰部外侧，从12肋下缘至髂嵴之间皮肤区域，自上而下叩打4~5行。

功能：补肾培元、通调肠胃、化滞消痞。

主治：泌尿生殖系统疾病、妇科病、腰椎病、胃肠病。如遗精、阳痿、遗尿、小便不利、肾炎、腹泻、腹胀满、腹痛、月经不调、闭经、痛经、盆腔炎、肋间神经痛、腰痛、髋关节痛等病症。

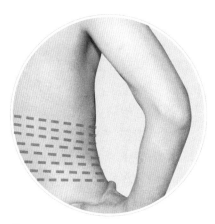

图 3-2-57 腰部外侧皮区叩刺区域示意

常用穴：京门（图3-2-58）。

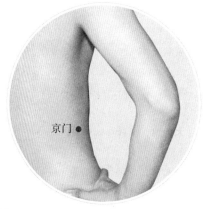

京门：在侧腰部，章门后1.8寸，当第12肋骨游离端的下方。

图 3-2-58 腰部外侧皮区叩刺常用穴位示意

配穴：

（1）配下腹部、腹股沟、小腿内侧，治疗痛经、盆腔炎、闭经，小便不利。

（2）配腰部、颈部、肩部，治疗高血压、肩周炎、肩臂痛。

六、骶尾部

（一）骶部

范围：骶骨两侧皮区（图3-2-59）。

叩刺方法：沿骶骨两侧各叩打3~4行。

功能：调理下焦、补肾强身、清热利湿、疏经止痛。

主治：泌尿生殖系统疾病、妇科病、神志病、腰背痛、心血管病。如膀胱炎、遗精、遗尿、阳痿、睾丸炎、月经不调、附件炎、闭经、盆腔炎、便秘、肠炎、痔疮、坐骨神经痛、腰骶痛、下肢病、休克等病症。

常用穴：上髎、次髎（图3-2-60）。

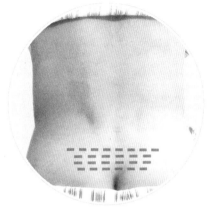

图 3-2-59　骶骨两侧皮区叩刺区域示意

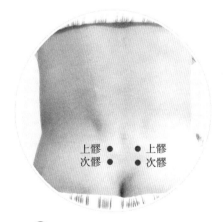

图 3-2-60　骶骨两侧皮区叩刺常用穴位示意

上髎：在骶部，当髂后上棘与后正中线之间，适对第1骶后孔处。

次髎：在骶部，当髂后上棘内下方，适对第2骶后孔处。

配穴：

（1）配颈部、内关、乳突部，治疗高血压、心动过速、癫痫、癔症、失眠。

（2）配水沟、指尖放血，为急症抢救方法。

（二）尾骨部

范围：尾骨两侧皮区（图3-2-61）。

叩刺方法：沿尾骨两侧各叩打3行。并在尾骨下方密叩刺数针。

功能：清热利湿，强腰补肾。

主治：妇科病、肛门病、下肢病。如脱肛、痔疮、腰背痛、下肢麻痹、月经不调、子宫脱垂等病症。

常用穴：长强（图3-2-62）。

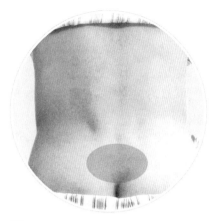

图 3-2-61　尾骨两侧皮区叩刺区域示意

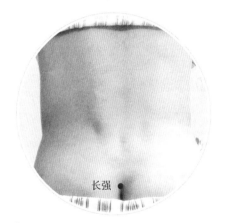

长强

图 3-2-62　尾骨皮区叩刺常用穴位示意

长强：在尾骨端下，当尾骨端与肛门连线的中点处。

配穴：

（1）配中脘、百会，治疗子宫脱垂、脱肛、阳痿。

（2）配小腿内侧、腹股沟、腰部、骶部，治疗月经不调、痛经、白带过多、遗尿、小便不利。

（三）臀部

范围：尾骨两侧沿臀部皮区（图3-2-63）。

叩刺方法：由尾骨两侧沿臀部呈放射状叩打4~5行。

功能：疏通经络，健腰补肾。

主治：泌尿生殖系统疾病、妇科病、肛门病、下肢病。如遗精、遗尿、阳痿、睾丸炎、月经不调、附件炎、闭经、脱肛、痔疮、腰背痛、下肢麻痹等病症。

常用穴：会阳（图3-2-64）。

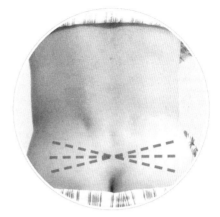

图 3-2-63　尾骨两侧沿臀部皮区叩刺区域示意

会阳：在骶部，尾骨端旁开0.5寸。

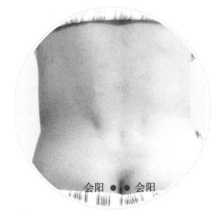

会阳 ● ● 会阳

图 3-2-64　尾骨两侧沿臀部皮区叩刺常用穴位示意

配穴：

（1）配颈部、骶部，治疗失眠、癫痫、癔症、高血压。

（2）配腰部、骶部、髂嵴部、阳陵泉、昆仑，治疗下肢瘫痪、下肢肌萎、坐骨神经痛。

（四）髂嵴部

范围：两侧髂嵴皮区（图3-2-65）。

叩刺方法：沿两侧髂嵴各叩打2~3行。

功能：补肾培元、温阳利湿、疏筋利节。

主治：泌尿生殖系统疾病、妇科病、腰腿病。如腰痛、下腹痛、便

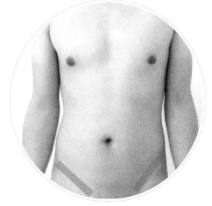

图 3-2-65　两侧髂嵴皮区叩刺区域示意

秘、疝气、睾丸炎、膀胱炎、阳痿、遗精、遗尿、小便不利、慢性盆腔炎、附件炎、月经不调、下肢肌萎等病症。

常用穴：五枢（图 3-2-66）。

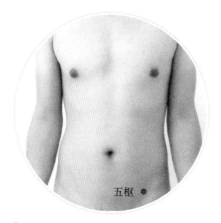

五枢：在侧腹部，当髂前上棘的前方，横平脐下 3 寸处。

图 3-2-66　髂嵴皮区叩刺常用穴位示意

配穴：

（1）配腰部、骶部、三阴交，治疗遗精、阳痿、盆腔炎。

（2）配大腿前部、足三里、阳陵泉，治疗痿证、痹证、半身不遂。

七、腹部

（一）上腹部

范围：自剑突和肋弓至肚脐水平线皮区（图 3-2-67）。

叩刺方法：在该皮区作"井"字形，自上而下叩打 8~9 行，横向叩打 4~5 行。剑突下密刺数针。

功能：调理脾胃、和中降逆、消积化滞。

主治：治疗病症较为广泛。如胃、肝、胆、脾、胰病，神志病、糖尿病、

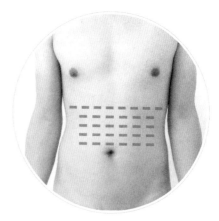

图 3-2-67　剑突和肋弓至肚脐皮区叩刺区域示意

贫血、血小板减少症、低血压、慢性支气管炎、哮喘、膈肌痉挛、痢疾、遗尿、软骨病等病症。

常用穴：鸠尾、上脘、中脘、下脘、天枢（图3-2-68）。

鸠尾：在上腹部，前正中线上，当胸剑结合部下1寸。

上脘：在上腹部，前正中线上，当脐中上5寸。

中脘：在上腹部，前正中线上，当脐中上4寸。

下脘：在上腹部，前正中线上，当脐中上2寸。

天枢：在腹中部，距脐中2寸。

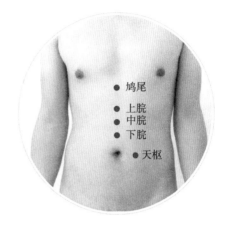

图 3-2-68　剑突和肋弓至肚脐水平线皮区叩刺常用穴位示意

配穴：

（1）配胸椎5~12两侧、内关、足三里，治疗急慢性胃炎、溃疡病。

（2）配下颌部，治疗呕吐、反酸。

（3）配气管两侧、孔最、剑突下，密刺治疗哮喘发作。

（二）下腹部

范围：由肚脐水平线向下至耻骨联合上缘皮区（图3-2-69）。

叩刺方法：自上而下叩打8~9行，横向叩打4~5行。

功能：补肾培元，通调肠胃，清热利湿，调理冲任。

主治：妇科病、泌尿生殖系统病、胃肠病。如阳痿、遗精、遗尿、小便不利、尿潴留、尿道炎、膀胱炎、月经不调、子宫脱垂、功能性子宫出血、白带过多、盆腔炎、闭经、痛经、蛔

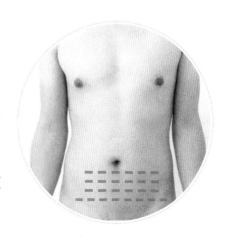

图 3-2-69　下腹部皮区叩刺区域示意

虫症、痢疾、肠炎、过敏性结肠炎、腹胀、腹痛、便秘、胃下垂、重症肌无力、消化不良、贫血、神经衰弱、更年期综合征等病症。

常用穴：气海、关元、曲骨（图3-2-70）。

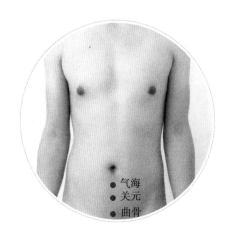

气海：在下腹部，前正中线上，当脐中下1.5寸。

关元：在下腹部，前正中线上，当脐中下3寸。

曲骨：在下腹部，前正中线上，当耻骨联合上缘的中点处。

● 气海
● 关元
● 曲骨

图 3-2-70　下腹部皮区叩刺常用穴位示意

配穴：

（1）配腰部、骶部、带脉、三阴交，治疗阳痿、遗精、遗尿、功能性子宫出血、痛经。

（2）配骶部，治疗习惯性便秘。

（三）腹股沟部

范围：自髂前上棘向下，沿腹股沟至阴部（即沿腹股沟韧带至耻骨）皮区（图3-2-71）。

叩刺方法：从外上向内下方叩打2~3次。

功能：疏肝补肾、调中益气、温经活血。

主治：泌尿生殖系统病、妇科病。如睾丸炎、阳痿、遗尿、疝气、小便不通、月经不调、子宫内膜炎、

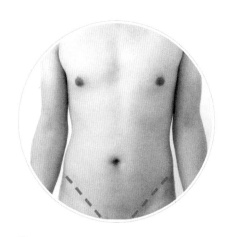

图 3-2-71　腹股沟部皮区叩刺区域示意

附件炎、膀胱炎、下腹痛、腹股沟淋巴结炎、习惯性便秘、下肢疾病、腰痛、子宫脱垂等病症。

常用穴：维道、冲门（图3-2-72）。

维道：在侧腹部，当髂前上棘的前下方，五枢前下0.5寸。

冲门：在腹股沟外侧，距耻骨联合上缘中点3.5寸，当髂外动脉搏动处的外侧。

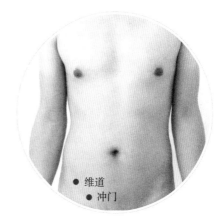

图 3-2-72　腹股沟部皮区叩刺
常用穴位示意

配穴：

（1）配小腿内侧、腰部、骶部，治疗盆腔炎、闭经、痛经、小便不利、淋巴结炎。

（2）配带脉、腰部、髂嵴部，治疗阳痿、早泄、膀胱炎、前列腺炎。

（四）耻骨部

范围：耻骨联合上缘皮区（图3-2-73）。

叩刺方法：沿耻骨联合上缘横叩打2~3行。

功能：调补肝肾、温经散寒、清热利湿。

主治：盆腔病、外阴疾病。如遗尿、小便不利、膀胱炎、阳痿、遗精、盆腔炎、白带过多、子宫收缩不全、子宫脱垂、月经不调、阴部湿疹、疝气、小腹胀痛。

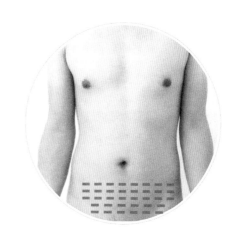

图 3-2-73　耻骨联合上缘皮区叩刺区域示意

常用穴：气冲（图3-2-74）。

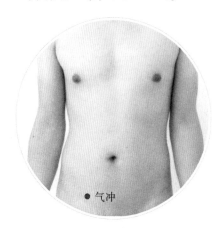

气冲：在腹股沟稍上方，当脐中下5寸，距前正中线2寸。

● 气冲

图 3-2-74　耻骨联合上缘皮区叩刺常用穴位示意

配穴：

（1）配下腹部、腰部、骶部，治疗尿潴留、膀胱炎、子宫内膜炎。

（2）配百会、小腿内侧，治疗遗尿、尿频、子宫脱垂、疝气。

八、上肢部

（一）掌侧（屈侧）面

范围：自肩关节前缘、向下经肘窝到腕关节掌侧面皮区（图3-2-75）。

叩刺方法：自上而下或自下而上叩打2~3次。

功能：叩刺上臂有行气活血、通经活络、疏筋利节之功；叩刺前臂有养心安神、通经活络、理气降逆、镇惊止痛之效。

主治：呼吸系统病、循环系统病、消化系统病、神经精神病、上肢病。①上臂皮区主治肩痛、神经

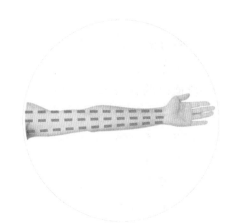

图 3-2-75　上肢掌侧面皮区叩刺区域示意

肌肉病、颈椎病、上肢瘫痪。②前臂皮区主治心血管病、神志病、消化系统疾病、眼病、头痛、咳喘、感冒、神经肌肉病、颈椎病、臂丛神经损伤、肩痛、荨麻疹、上肢瘫痪、肘腕关节病、皮肤病。

常用穴：尺泽、少海、内关、列缺、神门、大陵、太渊（图3-2-76）。

尺泽：在肘横纹中，肱二头肌腱桡侧凹陷处。

少海：屈肘，在肘横纹内侧端与肱骨内上髁连线的中点处。

内关：在前臂掌侧，当曲泽与大陵的连线上，腕横纹上2寸，掌长肌腱与桡侧腕屈肌腱之间。

列缺：在前臂桡侧缘，桡骨茎突上方，腕横纹上1.5寸。当肱桡肌与拇长展肌腱之间。

神门：在腕部，腕掌侧横纹尺侧端，尺侧腕屈肌腱的桡侧凹陷处。

大陵：在腕掌横纹的中点处，当掌长肌腱与桡侧腕屈肌腱之间。

太渊：在腕掌侧横纹桡侧，桡动脉搏动处。

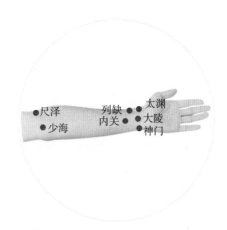

图 3-2-76　上肢掌侧面皮区叩刺常用穴位示意

配穴：

上臂部：

（1）配肩关节区、肩部，治疗肩周炎、上肢麻痹、上肢肌肉萎缩。

（2）配颈部、胸椎1~4两侧，治疗颈椎病、臂丛神经损伤、颈项强痛。

前臂部：

（1）配颈部、骶部，治疗神志病、失眠、高血压、心动过速、神经性头痛、梦游症。

（2）配胸椎1~8两侧、上腹部，治疗胃脘痛、膈肌痉挛、咳喘、上肢麻痹、瘫痪。

（二）背侧（伸侧）面

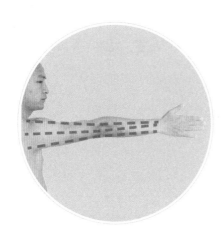

图 3-2-77　上肢伸侧面皮区叩刺区域示意

范围：自肩关节后缘，向下经肘关节到腕关节背侧面皮区（图3-2-77）。

叩刺方法：自上而下或自下而上叩打 2~3 次。

功能：叩刺上臂部有疏通活络、清三焦热之功；叩刺前臂部有通经活络、通关开窍之效。

主治：头面五官病、神志病。如肩背痛、颈椎病、神经肌肉痛、肋间神经痛、落枕、上肢瘫痪、头痛、肘腕关节病、淋巴结炎、热病、咽喉肿痛等病症。

常用穴：后溪、外关（图3-2-78）。

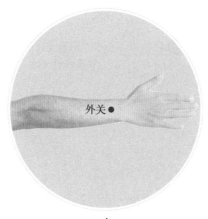

A

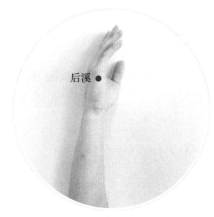

B

图 3-2-78　上肢伸侧面皮区叩刺常用穴位示意

后溪：在手掌尺侧，微握拳，当小指本节（第 5 掌指关节）后的远侧掌横纹头赤白肉际处。

外关：在前臂背侧，当阳池与肘尖的连线上，腕背横纹上 2 寸，尺骨与桡骨之间。

配穴：

上臂部：

（1）配肩部、颈部，治疗颈项强痛、上肢瘫痪、脊髓空洞症。

（2）配肩关节区、肩部、曲池，治疗肩臂痛、高血压、肩周炎。

前臂部：

（1）配肋间隙、胸椎 3~10 两侧，治疗哮喘，肋间神经痛，带状疱疹。

（2）配胸椎 5~12 两侧、上腹部、内关，治疗胃脘痛，膈肌痉挛，胆石症，胆囊炎。

（三）手掌部

范围：自腕关节内侧沿每一掌骨间隙向远端皮区（图 3-2-79）。

叩刺方法：每一掌骨间隙向远端各叩打 1~2 次。

功能：清热祛风、清咽理肺、行气活血、清心开窍。

主治：发热病、诸痛症、神志病。如感冒、发热、咳嗽、哮喘、咯血、咽喉肿痛、胁痛、上肢麻木、关节痛、中风昏迷、中暑、小儿惊风、瘫痪、冻伤、鹅掌风等病症。

常用穴：鱼际、劳宫（图 3-2-80）。

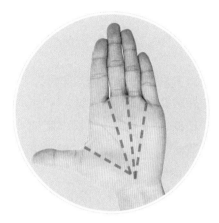

图 3-2-79　手掌部皮区叩刺区域示意

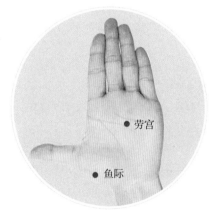

图 3-2-80　手掌部皮区叩刺常用穴位示意

鱼际：在手拇指本节（第 1 掌指关节）后凹陷处，约当第 1 掌骨中点桡侧，赤白肉际处。

劳宫：在手掌心，当第 2、3 掌骨之间偏于第 3 掌骨，握拳屈指时中指尖处。

配穴：

（1）配颈部、骶部、水沟，治疗休克，昏迷，中暑，煤气中毒急救。

（2）配胸部、肘关节区，治疗感冒，发热。

（四）手背部

范围：自腕关节外侧沿每一掌骨间隙向远端皮区（图3-2-81）。

叩刺方法：沿每一掌骨间隙向远端叩打1~2次。

功能：清热疏风镇痛，通经开窍，疏筋利节。

主治：诸痛证、五官病、上肢病。如外感发热、咽喉肿痛、牙痛、头痛、颈项痛、肩臂痛、耳病、眼病、上肢关节病、面神经麻痹、指掌麻木、腕垂、偏瘫、鼻炎等病症。

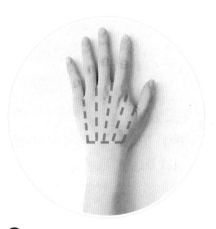

图 3-2-81　手背部皮区叩刺区域示意

常用穴：合谷、阳溪、阳池、阳谷、外劳宫（图3-2-82）。

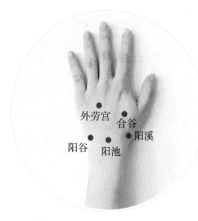

图 3-2-82　手背部皮区叩刺常用穴位示意

合谷：在手背，第1、2掌骨间，当第2掌骨桡侧的中点处。

阳溪：在腕背横纹桡侧，手拇指向上翘起时，当拇长伸肌腱与拇短伸肌腱之间的凹陷处。

阳池：在腕背横纹中，当指伸肌腱的尺侧缘凹陷处。

阳谷：在手腕尺侧，当尺骨茎突与三角骨之间的凹陷处。

外劳宫：经外奇穴。在手背第3掌骨尺侧，腕背横纹中点至第3掌骨小头连线之中点。

配穴：

（1）配腰部、骶部，治疗急性腰扭伤、腰腿病。

（2）配颈部、肩部，治疗落枕、颈椎病、肩臂痛。

（五）手指

范围：沿手指背面和掌面两侧缘到指端皮区（图3-2-83）。

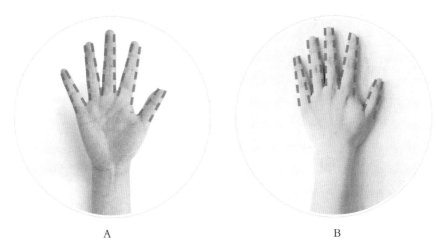

A   B

图 3-2-83　手指皮区叩刺区域示意

叩刺方法：沿手指背面和掌面两侧缘到指端各叩打1次。

功能：手指具有调治手三阴、手三阳经的经络病和脏腑病作用，且具有急救、解热等功效。各指功能是：①拇指有调理肺气、清热利咽、疏风镇痛、通经开窍之功。②食指有清热醒神、疏泻阳明之功。③中指有清热疏风、活血开窍之功。④无名指有清三焦热、醒神开窍之功。⑤小指有清热疏风、行气活血、醒神通络、清心导火之功。

主治：①拇指：发热、咽喉肿痛、哮喘、咯血、中风昏迷、中暑、神志病、鼻衄、手掌肿痛、手指扭挫伤、冻伤、上肢麻木等病症。②食指：咽喉肿痛、发热、牙痛、眼病、咳喘、耳病、中风昏迷、腮腺炎、腹泻、呕吐、手背肿痛、肩背痛、面神经麻痹等病症。③中指：中风、中暑、休克、神志病、心绞痛、头痛、耳鸣、腹泻、呕吐等病症。④无名指：发热、腮腺炎、中风昏迷、中暑、头痛、咽喉肿痛、眼病、腹泻等病症。⑤小指：发热、乳腺炎、鼻衄、神志病、中风、中暑、头痛、眼病、胸肋痛、心悸等病症。

常用穴：少商、商阳、少泽、少冲、中冲、关冲（图3-2-84）。

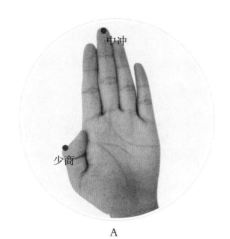
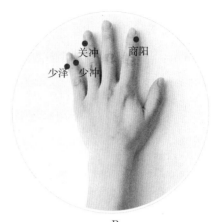

A   B

图 3-2-84　　手指皮区叩刺常用穴位示意

少商：在手拇指末节桡侧，距指甲角 0.1 寸（指寸）。

商阳：在手食指末节桡侧，距指甲角 0.1 寸（指寸）。

少泽：在手小指末节尺侧，距指甲角 0.1 寸（指寸）。

少冲：在手小指末节桡侧，距指甲角 0.1 寸（指寸）。

中冲：在手中指末节尖端中央。

关冲：在手环指末节尺侧，距指甲角 0.1 寸（指寸）。

配穴：

（1）无名指配胸椎 1~5 两侧，治疗上肢麻木、手指不能伸屈。

（2）食指配胸椎 5~12 两侧，治疗消化不良、呕吐、腹泻、小儿惊风。

（3）中指配颈部、骶部、百会，治疗中暑、休克、癫痫、癔症发作。

九、下肢部

（一）下肢伸侧

范围：股沟向下，经大腿股前到膝关节（髌骨上缘）的大腿前部皮区；以及沿胫骨前嵴向下至踝关节前方的小腿前皮区（图 3-2-85）。

叩刺方法：在大腿前部皮区叩打 4~5 行；在小腿前部皮区叩打 3~4 行。

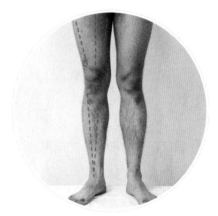

图 3-2-85　下肢伸侧皮区叩刺区域示意

功能：叩刺大腿部有疏肝和胃、通经活络之功。叩刺小腿部有调理脾胃、解痉止痛、疏筋利节之功。

主治：胃肠病、神志病、皮肤病、五官病、妇科疾病、下肢疾病。①大腿前部皮区主治下肢瘫痪、痹证、神经肌肉病、月经不调、痛经、闭经、功能性子宫出血、荨麻疹、胃脘痛、腹泻、乳腺炎等病症。②小腿前部皮区主治胃炎、胃神经官能症、溃疡病、腹泻、腹胀、便秘、消化不良、咳嗽、哮喘、咽喉肿痛、偏瘫、神经肌肉病、癫痫、癔症、高血压、贫血、休克、痢疾、下肢静脉曲张、重症肌无力症、眼病、踝关节痛、足下垂、头痛等病症。

常用穴：血海、伏兔、梁丘、足三里、丰隆、解溪（图3-2-86）。

血海：屈膝，在大腿内侧，髌底内侧端上2寸，当股四头肌内侧头的隆起处。

伏兔：在大腿前面，当髂前上棘与髌底外侧端的连线上，髌底上6寸。

梁丘：屈膝，在大腿前面，当髂前上棘与髌底外侧端的连线上，髌底上2寸。

足三里：在小腿前外侧，当犊鼻下3寸，距胫骨前缘一横指（中指）。

丰隆：足阳明胃经穴位。仰卧或垂足取穴。在外踝上8寸，相当于犊鼻与外踝尖连线的中点，胫骨前缘外开二横指处，胫、腓骨之间。

解溪：在足背与小腿交界处的横纹中央凹陷处，当拇长伸肌腱与趾长伸肌腱之间。

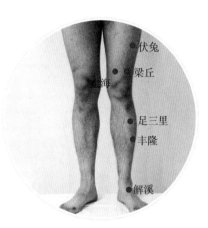

图 3-2-86　下肢伸侧皮区叩刺常用穴位示意

配穴：

（1）大腿皮区配腰部、骶部，治疗股皮神经炎，下肢瘫痪、痿证，腰腿痛。

（2）小腿皮区配胸椎5~12两侧、上腹部，治疗胃脘痛、腹泻、膈肌痉挛、下肢瘫痪、重症肌无力、小儿麻痹后遗症、低血压、皮肤病。

（二）下肢屈侧

范围：自臀部坐骨结节下方，向下经大腿的后部，继向下经腘窝、小腿

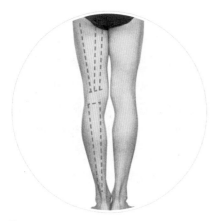

图 3-2-87　下肢屈侧皮区叩刺区域示意

后部至足跟上方皮区（图 3-2-87）。

叩刺方法：在大腿后部皮区叩打 4~5 次；在小腿后部皮区叩打 3~4 次。

功能：大腿后部有强腰补肾、通经活络之功，小腿后部有清热利湿、疏筋利节、活血止痛之功。

主治：泌尿生殖系统疾病、肛门病、腰背痛、下肢病。①大腿后部皮区主治下肢麻痹、下肢瘫痪、坐骨神经痛、小儿麻痹后遗症、腰背痛、腿痛、小便不利、便秘、痔疮、重症肌无力等病症。②小腿后部皮区主治腰背痛、下肢麻痹、瘫痪、坐骨神经痛、腓肠肌痉挛、脱肛、痔疮、重症肌无力、足跟肿痛、静脉曲张、皮肤病等病症。

常用穴：承扶、承山（图 3-2-88）。

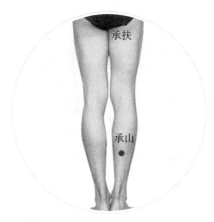

承扶：在大腿后面，臀下横纹的中点。

承山：在小腿后面正中，委中与昆仑之间，当伸直小腿或足跟上提时腓肠肌肌腹下出现尖角凹陷处。

图 3-2-88　下肢屈侧皮区叩刺常用穴位示意

配穴：

（1）大腿后部配腰部、骶部、耻骨部，治疗阳痿、早泄、膀胱炎、下肢麻痹。

（2）小腿后部配第 5~12 胸椎两侧、腰部，治疗下肢痿软无力、腰腿痛、腓肠肌痉挛、坐骨神经痛。

第三节　阳性物或阳性反应区叩刺部位

除循经叩刺、特定部位叩刺外，临床经常会选择阳性物或阳性反应区进行叩刺。阳性物的特点是有形而能触摸到，包括色泽、形态等；阳性反应区的特点是无形，临床表现为酸、痛、麻木的感觉，是检查中最常见的一种反应。

一、阳性物

（一）色泽改变

皮肤色泽的异常变化，包括红晕、苍白、灰黑、暗紫、瘀点等。出现点状或结状红晕、充血并有光泽者多属实证、热证或急性病；苍白色或暗灰色，晦暗无光者多属虚证、寒证或慢性病变；瘀斑说明气滞血瘀或热毒炽盛，临证可辨证施治。

（二）形态改变

1. 圆形结节——形态如"O"，圆滑如珠，大小和硬度不一，大的如蚕豆状，一般大如黄豆，推之移动性不大。如头痛或偏头痛患者，在两侧或单侧风池穴和天柱穴处，用滑动法或按揉法常可触及圆形结节。

2. 扁平结节——表面平滑，形似小圆饼，质软而不移动，位于皮层较浅部，检查时用力宜轻，反复揉摸可触及扁平形结节。如神经衰弱、遗精患者，在肾俞附近可触及。多见于病程较长的慢性病。

3. 棱形结节——两头尖、中间大，表面光滑，质地稍硬。在皮下推之可移动，用按揉法可触及棱形结节。多见于急性炎症患者，如急性肺炎，在肺热穴可摸到棱形结节；急性肝炎，在肝俞穴、肝热穴可触及棱形结节。

4. 条索状结节——粗如筷子大，细如线形，长度一至数厘米，质地较硬，推之可移动，富有弹性，位于穴位皮下，用移动法可触及。多见于慢性疾病，如慢性肝炎，在肝俞、肝热穴附近可触及细条索状结节。

5. 椭圆形结节——其形态如卵圆形"O"，表面平滑，质地软或硬，推之可以在皮下移动，用滑动法可触及椭圆形结节，如耳鸣患者，常可在背部肾俞穴附近触及。

6. 链珠状结节——在经络穴位皮下循摸，可触及圆形结节排列成链条状，形似锁链。多见于慢性、消耗性疾病，如结核病，多在结核穴皮下触及链条状结节。

7. 敏感泡状物——一些恶性肿瘤患者，如胃癌、食道癌患者，在第8胸椎两侧用指触压时，多于皮下触及大小不一的泡状物。这种敏感泡状物，对临床诊断癌症有一定参考意义。

二、阳性反应区

不同的病情，检查时患者的身体可以出现不同程度的酸、痛、麻木等反应，而患者平时一般没有此类感觉，因此此反应区也是皮肤针临床常用叩刺部位。临床患者对痛敏感最为常见，是治疗和诊断的切入点之一。穴位压痛的判断标准为，医者用手指以轻、中、重压3种手法在经络穴位上压诊，稍轻压时，患者呼痛拒按者为"++++"；轻压即疼痛难忍、皱眉呼痛者为"+++"；中压即感疼痛，但可忍受者为"++"；稍重按而轻微疼痛者为"+"。如支气管炎、支气管哮喘患者，在肺俞、中府穴可有中度压痛，因此临床上可将穴位压痛作为诊断的依据。

皮肤针
治病，除了应用一般的检查
方法之外，还有一种特殊的检查
法，即体表检查法，其作为皮肤
针疗法的技法之一，与皮肤针疗
法的针具、施术过程及术后注
意事项等将在本篇中详细
介绍。

技法篇

关键词

- ○ 体表检查
- ○ 针具
- ○ 施术过程
- ○ 注意事项

体表检查法

第一节 概述

一、概念

体表检查法是医生运用各种不同手法，检查患者脊柱两侧或其他体表部位有无条索状、结节状或泡状软性物等有形的阳性物，或酸、痛、麻、木等阳性反应，并根据这些阳性物或阳性反应辅助诊断、治疗疾病的一种方法。

二、理论依据

中医基础理论及临床医疗实践为体表检查法提供了理论依据。

1.中医学认为"有诸于内，行诸于外"，即内部脏腑出现病变，可在外部体表有所反映。而根据经络学说，足太阳膀胱经行于脊柱两侧，五脏六腑的背俞穴都位于背部的膀胱经上。因此，如果脏腑出现病变，可能会在相应的背俞穴上发生反应。

2.临床实践表明，在脊柱各节段，不论椎体或两旁组织，只要有异常，即是其相应的组织器官发生病变的指征。另外，检查脊柱两侧的阳性物或阳性反应还可作为判断疾病预后的一种方法。医者从长期的临床实践中观察发现，人体如果出现阳性物或阳性反应，随着病情的好转或痊愈，阳性物会减少或消失，或由粗变细，阳性反应的感觉会逐渐减轻。若病情加重恶化，则阳性物、阳性反应则明显变化甚至增多。

第二节　体表检查相关事项

一、体位

检查时患者一般取俯伏坐位，解开衣服露出整个背部及臀部，两肘平伏在桌上，两肩胛展开，头向前低，后背微成弓形，全身肌肉放松，避免过于紧张而影响检查结果（图 4-2-1）。

检查者站在患者右后侧进行检查。

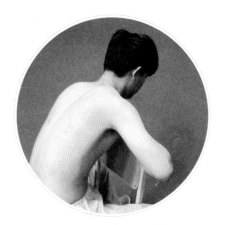 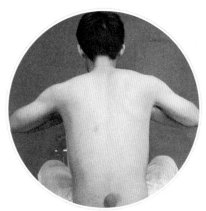

A　两肘平伏、头向前低、后背微成弓形　　　　B　两肩胛展开

图 4-2-1　俯伏坐位姿势示意

二、检查顺序

一般按先上后下、先中间后两侧、先左后右的顺序。

先仔细观察背腰部皮肤有无光泽改变、皮肤潮红、皮损、脱屑、瘀点及凸起、凹陷等。再按背部中线（督脉）- 脊旁 0.5 寸 - 脊旁 1.5 寸 - 脊旁 3 寸 - 脊旁 4.5 寸顺序切诊。

其次检查头部、颈椎、前胸、腹部和四肢。

三、脊柱两侧检查的定位

头部：以五官、眉毛、发际为标志。

颈椎：以最突出的第 7 颈椎棘突为标志。

胸椎：两肩胛冈平第 3 胸椎棘突，两肩胛下角平第 7 胸椎棘突。

腰椎：髂前上棘与第 4 腰椎棘突相当，肋弓下缘平第 2 腰椎。

胸腹部：以乳头、胸骨、脐孔、耻骨为标志。

四肢：以关节、骨骼为标志。

第三节　体表检查手法

体表检查时必须应用一定的手法，一般是先叩诊，再触诊，然后推诊、压诊和捏诊。但在临床上，需根据病情及医生的经验，选用其中几种手法检查。

一、叩诊

○ 操作方法

右手食指、中指、无名指三指并拢，指尖平齐（若检查部位面积较小，可单用一个食指，或用食、中二指），手指呈屈曲状，以手腕上下活动的力量由上而下进行弹叩（图 4-3-1）。

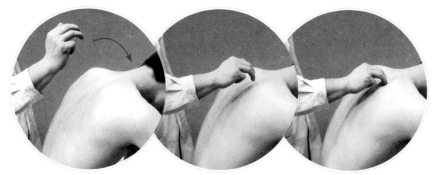

A　三指并拢，指尖平齐，手指　　B　腕力弹叩　　C　指端与被叩部位垂直，叩诊
　　呈屈曲状　　　　　　　　　　　　　　　　　　　　时与邻近部位音响比较

图 4-3-1　叩诊检查手法分步示意

检查部位

以脊柱两侧为主，其次为胸、腹部。

异常所见

（1）"空音"：清脆且音调高；

（2）"痹呆音"：音调高、响度低沉而短促。

病理意义

正常情况下的音响，胸椎两侧除第1~3胸椎外，大致相同；腰椎两侧和骶椎两侧的音调也大致相似；只有当机体生病或椎体有异常变化时，才能在这些部位叩出异常音响。出现空音时，可能提示组织隆起或是骨骼畸形。如第11~12胸椎、第1腰椎部位出现痹呆音，表示胃肠功能不良。

二、触诊

操作方法

用手掌触摸患者一定部位的皮肤，或用拇指、食指、中指触摸动脉，或用一两个指头触摸阳性物（图4-3-2）。本法多与推诊、压诊同时应用。

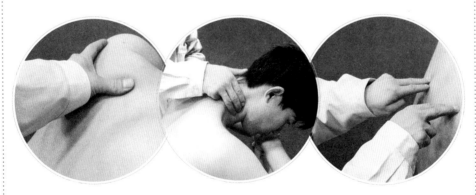

A　手掌触摸皮肤　　　　B　三指并拢，触摸动脉　　　C　一或两指触摸阳性物，双侧对比检查阳性反应物

图 4-3-2　触诊检查手法分步示意

○ 检查部位

以脊背和腹部为主，头颈部、四肢部也可。

○ 异常所见

（1）鉴别皮肤湿润或粗糙、温度过高或过低、感觉过敏或迟钝；

（2）鉴别脉搏形态、快慢及是否规律；

（3）鉴别阳性物形状、硬度和阳性反应；触摸椎体大小、椎间距宽窄。

○ 病理意义

（1）若局部皮肤发热或发冷，则提示局部有病变，如急性风湿性关节炎常见某关节局部皮肤温度增高；

（2）若脊柱及两侧或腹部皮肤有局限性发热或发冷，可能提示相应的脏器组织有病变，如肾亏者腰部皮肤温度偏低，脾胃虚寒者上腹部皮肤温度偏低，慢性妇科疾病患者下腹部皮肤温度多偏低；

（3）若腰骶部及其两侧的皮肤温度低于胸椎及其两侧时，可能提示风湿性关节炎的存在；

（4）若一侧（或两侧）上肢及一侧（或两侧）下肢温度较低时，提示可能有脊髓灰质炎（小儿麻痹症）及其后遗症。

三、推诊

○ 操作方法

用右手或左手拇指，在检查部位用恰当均匀的力量向多方向推动，轻推以寻找浅层阳性物；较用力寻找较深层次阳性物；重推以寻找深部阳性物。常与触诊、压诊同时应用（图4-3-3）。

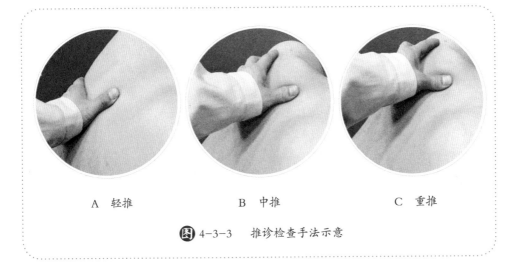

A 轻推   B 中推   C 重推

图 4-3-3   推诊检查手法示意

◯ 检查部位

以脊柱两侧为主，检查时可按胸椎、腰椎、骶椎分段进行，以免遗漏检查部位。

◯ 异常所见

可发现结节物、条索状物、泡状软性物，以及肌肉张力改变等。

◯ 病理意义

第11~12胸椎两侧发现泡状软性物或其他阳性物，则表示胃可能有病变；第1颈椎凸起，并见结节或条索状物，提示眼睛可能有疾病；若腰、骶椎两侧及臀部发现阳性物，说明下肢可能有疾患。

四、压诊

◯ 操作方法

用一个或两个手指在阳性反应物处进行按压，多与推诊、捏诊并用。

操作及注意要点：用手指按压。根据患者体质及部位不同，检查时分别施以均匀的轻、中、重3种不同的压力（图4-3-4）。用力既不能过大，造成人为的假阳性反应，也不能过小，达不到检查目的。

阳性反应的标准：施以同样的压力，在阳性物处有酸痛反应，在邻近无阳性物处只有被压感觉，无酸痛感，前者是病理阳性反应，后者是正常现象。

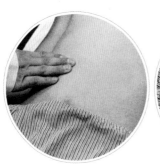 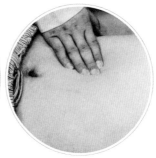 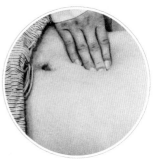

A　轻压　　　　　　　　B　中压　　　　　　　　C　重压

图 4-3-4　压诊检查手法示意

🔹 检查部位

以脊柱两侧为主，头部、胸部、腹部、腹股沟及上下肢等处均可应用。

🔹 病理意义

若上腹部出现压痛，多为胃部病变的指征；两侧肋弓线有压痛或触及肿块时，右侧可能为肝病，左侧可能为脾病。

🔹 异常所见

根据病证及病程的不同，压诊时可发现"酸""痛""麻""木"等阳性反应。

"酸"提示病将要发作或病在初期，或病患持久，但并不严重；"痛"提示病情较酸的阶段更为严重，疼痛显著，伴有肿胀时，提示内脏器官可能有器质性病变；"麻"提示病情较痛的阶段更为严重；"木"为病情最严重的阶段，或提示局部组织有缺血现象。

五、捏诊

🔹 操作方法

用拇指、食指及中指呈钳状捏合操作，检查身体某一部位（图4-3-5）。

操作时，三指钳状捏合；根据局部组织的薄厚，用不同的力量寻找阳性反应物，并与对侧部位进行比较。

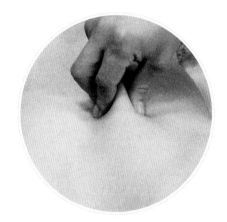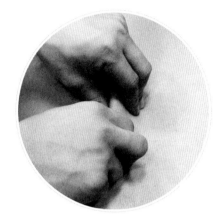

A　三指钳状捏合　　　　　B　用不同力量寻找阳性反应物

图4-3-5　捏诊操作手法分布示意

○ 检查部位

　　多用于腹部、腰部两侧、颈部、四肢以及病变局部。

○ 异常所见

　　可发现浅层或深部的各种阳性物和"酸""痛""麻""木"等阳性反应，以及颈动脉搏动异常等。

○ 病理意义

　　鼻翼的张力改变并发硬，提示鼻部疾病；女性下腹部两侧捏诊发现阳性物和阳性反应，多为输卵管或卵巢疾病，耻骨联合上方则可能为子宫或膀胱疾病。

第四节　体表检查法的临床意义

体表检查法在辅助诊断疾病和指导治疗疾病方面具有重要的临床意义。

一、诊断方面

早期诊断

有些疾病如胃肠功能不良、肝病、轻度屈光不正等在疾病初期，自觉症状不明显，但在相应的部位可出现阳性物、阳性反应，有助疾病的早期诊断。

初步诊断

通过体表检查，可对脏腑器官病变或功能不良起到初步的诊断作用。

辅助诊断

根据发现阳性物的多少、性质，阳性反应的程度及在体表的分布等情况，可以辨别机体的病变情况。如阳性物多、形状粗、性质较硬、按压时疼痛显著或者出现麻木的，为病情较重，病程较长。

鉴别诊断

由于疾病本身变化和客观环境影响，临床上会出现复杂证候，所以有时某一部位可能是几种疾病共同的反应区。如腰骶部出现阳性物和阳性反应，提示泌尿生殖系统疾病或下肢疾病，可通过进一步检查进行鉴别。

二、治疗方面

指导治疗

根据体表检查法的检查结果，分清疾病的主次，决定治疗原则、部位及手法。

在阳性物及阳性反应区，采用皮肤针强刺激，能取得较好的效果，对痛证能立即缓解。

检验疗效

若治疗后阳性反应由麻变痛、由痛变酸，提示病情好转；若阳性物消失，又不出现任何阳性反应，提示疾病已治愈。反之，则提示病情没有好转，或趋于恶化。

第五章 常用工具

第一节 传统工具

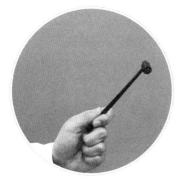

图 5-1-1 七星针

传统工具指小锤式皮肤针，因其针头呈小锤状而得名。根据针支数目的不同，又分为梅花针（五支针）、七星针（七支针）、罗汉针（十八支针）及丛针（针支数目不限）（图 5-1-1）。针数不同，则叩击力量及着肤面积亦有所区别。针数少则着肤面积小，容易放血，针数多则冲击力大，刺激强度高。

第二节 新型改良工具

新型改良工具包括滚刺针、磁圆针、电子皮肤针等。

一、滚刺针

20 世纪 70 年代我国医务人员创造了一种滚刺针，这种针刺工具有刺激面广和刺激量均匀的优点，且使用方便，目前已在临床上推广使用（图 5-2-1）。

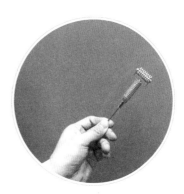

图 5-2-1 滚刺针

二、磁圆针

磁圆针又称磁圆梅针，是将古九针之圆针与现代磁疗原理相结合而发明创制的一种针具，其形如叩诊锤，锤的两端配有用稀土钴永久磁性材料制成的圆针头。磁圆针针柄分为两节，两节间由螺旋丝口衔接，前节较细，后节较粗，针头一端形如绿豆大圆粒状，名曰磁圆针；另一端形如梅花针头状，名曰磁梅花针，针头两端各有其不同的用途。

三、电子皮肤针

电子皮肤针的样式有多种，但其原理都是在传统皮肤针基础上增加电流刺激，使皮肤针与电刺激结合，提高临床疗效。电子皮肤针一般多配合低频脉冲治疗仪或电针仪使用，应用时设置好波形等参数，余操作方法和要求同一般皮肤针的运用（图5-2-2）。

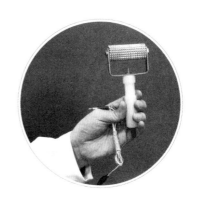

图 5-2-2　电子皮肤针

第六章 临床操作

第一节　施术前准备

一、针具选择

根据病情需要和操作部位的不同，选择不同类型的皮肤针。但需遵循"针身光滑、无锈蚀，针尖锐利、无倒钩，针柄牢固、无松动"的原则。

二、施术部位

根据病症选取适当的部位。

三、患者体位

选择患者舒适、医者便于操作的治疗体位。临床上，常用的体位有：仰卧位、侧卧位、俯卧位、仰靠坐位、俯伏坐位、侧伏坐位（图6-1-1）。

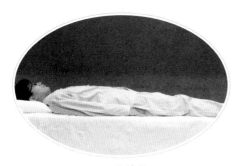
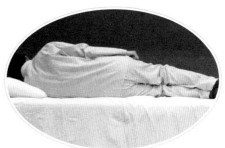

A　仰卧位　　　　　　　　　　　B　侧卧位

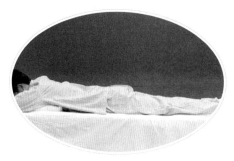
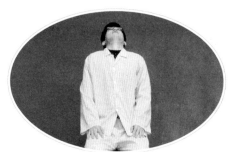

C 俯卧位　　　　　　　　　　　　D 仰靠坐位

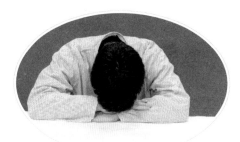
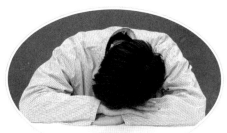

E 俯伏坐位　　　　　　　　　　　F 侧伏坐位

图 6-1-1　患者体位示意

四、环境要求

应注意环境卫生，避免污染。

五、消毒

1. 针具消毒：应选择高压消毒法。宜选择一次性皮肤针。

2. 术者消毒：医者双手应用肥皂水清洗干净（采用六步洗手法）（图 6-1-2），再用 75% 乙醇棉球擦拭。

3. 施术部位消毒：用 75% 乙醇或 0.5% 碘伏棉球在施术部位消毒。强刺激部位宜用 0.5% 碘伏棉球消毒。

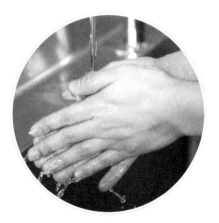

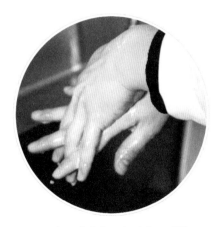

A 掌心相对，手指并拢互相摩擦

B 手心对手背沿指缝相互摩擦

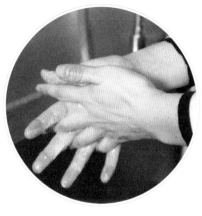

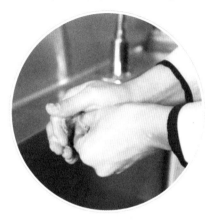

C 掌心相对，双手交叉沿指缝相互摩擦

D 一手五指并拢，放在另一手掌心旋转揉搓，交换进行

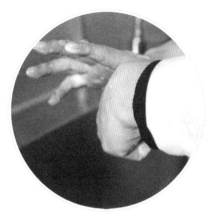

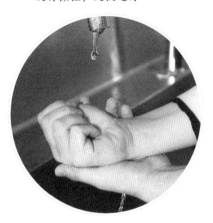

E 一手握另一手大拇指旋转搓擦，交换进行

F 螺旋式擦洗手腕，交换进行

图 6-1-2 六步洗手法

第二节 施术方法

一、持针姿势

1. 软柄皮肤针：将针柄末端置于掌心，拇指居上，食指在下，其余手指呈握拳状握住针柄末端（图 6-2-1）。

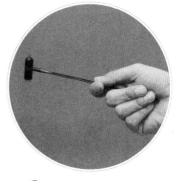

图 6-2-1 软柄皮肤针

2. 硬柄皮肤针：用拇指和中指夹持针柄两侧，食指置于针柄中段的上面，环指和小指将针柄末端固定于大小鱼际之间（图 6-2-2）。

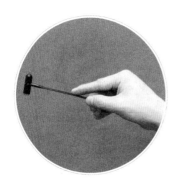

图 6-2-2 硬柄皮肤针

二、叩刺方法

针尖对准叩刺部位，运用灵活的腕力垂直叩刺，即将针尖垂直叩击在皮肤上，并立即弹起，如此反复进行（图 6-2-3）。应注意避免针尖偏离叩刺部位或针尖与皮肤有夹角的情况（图 6-2-4）。

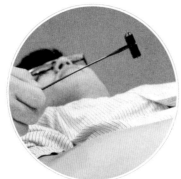

A 针尖对准叩刺部位

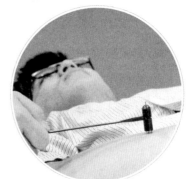

B 针尖垂直叩击皮肤

图 6-2-3 正确的叩刺方法

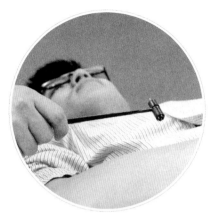

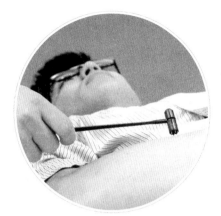

A　针尖偏离叩刺部位　　　　　　　　B　针尖与皮肤有夹角

图 6-2-4　错误的叩刺方法

三、刺激强度

1.弱刺激：用轻的腕力叩刺，局部皮肤略见潮红（图 6-2-5），患者稍有疼痛感觉。

2.中等刺激：叩刺所用腕力介于弱、强刺激之间，局部皮肤明显潮红，微渗血（图 6-2-6），患者有疼痛感。

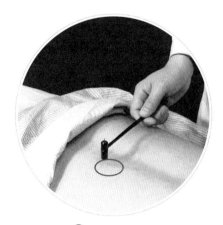

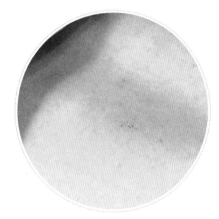

图 6-2-5　潮红　　　　　　　　　　　　**图** 6-2-6　渗血

3.强刺激：用重的腕力叩刺，局部皮肤明显潮红，可见出血（图6-2-7），患者有明显疼痛感。

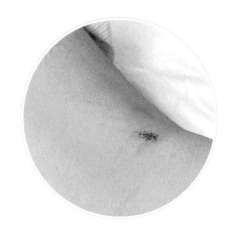

图 6-2-7　出血

四、叩刺部位

1.穴位叩刺：选取与疾病相关的穴位叩刺。主要用于背俞穴、夹脊穴、某些特定穴和阳性反应点（图6-2-8）。

2.局部叩刺：在病变局部叩刺。主要用于病变局部（图6-2-9）。

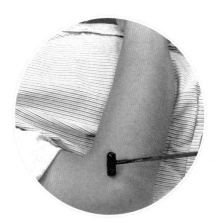

图 6-2-8　穴位叩刺

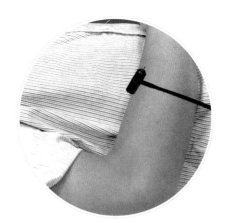

图 6-2-9　局部叩刺

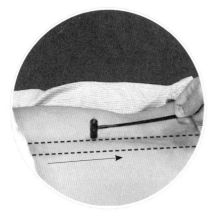

图 6-2-10　循经叩刺

3.循经叩刺：沿着与疾病有关的经脉循行路线叩刺。主要用于颈、背、腰、骶部的督脉和足太阳膀胱经，其次是四肢肘、膝关节以下的三阴经、三阳经（图 6-2-10）。

五、注意事项及禁忌

（一）注意事项

1.叩刺时针尖与皮肤应垂直，用力均匀，避免斜刺或钩挑，以减轻疼痛。

2.患者精神紧张、大汗后、劳累后或饥饿时不宜运用本疗法。

3.皮肤局部有感染、溃疡、创伤、瘢痕时不宜运用本疗法。

4.医者勿接触患者所出血液。

5.治疗过程中出血较多时，患者应适当休息后再离开。

6.治疗间隔时间根据病情而定，弱刺激和中等刺激治疗时，可每天 1 次或每天 2 次；强刺激治疗时，隔天 1 次。

（二）禁忌

以下两种疾病的患者应禁用皮肤针，以防大量出血。一是急性传染性疾病患者，二是凝血功能障碍性疾病患者。因此，在临床治疗前要询问患者有无凝血功能障碍或血友病史，必要时做生化检查以判断。

第三节 施术后处理及意外事故防治

一、施术后处理

1. 叩刺后皮肤如有出血，须用消毒干棉球擦拭干净，保持清洁，以防感染。
2. 皮肤针治疗后，可配合拔罐疗法。

二、意外事故防治

（一）晕针

> **临床表现**
>
> 在用皮肤针治疗过程中，患者突感头晕、目眩、心慌、恶心欲吐，重者出现面色苍白、冷汗淋漓、四肢厥冷、脉细弱而数，甚至出现晕厥。

> **急救措施**
>
> 立即停止治疗，让患者平卧，头低脚高位，松开衣带，注意保暖。轻者给予热水后静卧片刻即可恢复，重者可选取水沟、合谷、足三里等穴位点刺或指压。

> **预防晕针**
>
> 晕针多见于初次治疗的患者，因此对初次就诊者，应尽量采取卧位，刺激不宜过重；对于饥饿、过度疲劳患者，应待其进食、体力恢复后再进行治疗；此外在治疗过程中，医生要密切注意患者的表情，如有晕厥等晕针迹象，立即点刺水沟，令其平卧。

（二）皮肤反应

经过 3~5 次刺激后，在刺激局部可能出现丘疹、发痒等过敏现象。这些现象对身体并无不良反应，故除向患者作必要的解释外，可继续治疗，一般在继续刺激数次后，上述现象可逐渐减轻或自然消失。

附

皮肤针放血疗法操作

皮肤针放血疗法的术前准备工作基本与皮肤针疗法的相同，此处重点介绍皮肤针放血疗法的施术过程。

一、放血程序

在施术放血的部位或穴位，用皮肤针重刺激叩刺 5~10 次，以见血为度，同时医生用手指挤捏放血部位，并将渗血用干棉球擦拭，边挤捏边擦拭。亦可在出血部位配合拔罐。

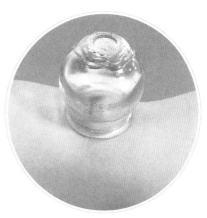

放血配合拔罐

二、放血要求

放血时，血色由紫暗色变为鲜红色为宜。出血过多时，可用干棉球按压片刻。一般 1 次出血量以数滴或 1~2 毫升为宜。

三、放血时间间隔及疗程

一般为每日或隔日放血 1 次，5 次为 1 个疗程。经治 1 个疗程后，可以改为一周放血 1 次，根据病情选择放血间隔时间及疗程。

皮肤针

的适应证非常广泛，据统计，皮肤针能

治疗内科、外科、妇科、儿科、五官科、皮

肤科等百余种病症。皮肤针的治疗作用因疾病不

同而有差异，对某些疾病能够根治；对某些疾病可

有一定疗效；对某些疾病能减轻症状；对某些疾病

可作为配合性疗法。随着中医适宜技术皮肤针疗法

进一步普及推广，可以预见皮肤针疗法将更为完

善、疗效将更为肯定。

临床篇

关键词

○ 疾病

○ 处方

○ 定位

○ 操作

第七章 内科疾病

第一节 头痛

概述

头痛是指以患者自觉头部疼痛为主要临床表现的一种病证。头为"诸阳之会""清阳之府",手、足三阳经和足厥阴肝经均上行于头面,督脉直接与脑府相联系,因此各种外感及内伤因素导致头部经络功能失常、气血失调、脉络不通或脑窍失养等,均可导致头痛。本节主要讨论外感和内伤杂病以头痛症状为主症者,若为某一疾病发生过程中的兼症,也可参照本节治疗。

头痛一证源于《内经》。《素问·风论篇》中称之为"首风""脑风",提出"新沐中风,则为首风","风气循风府而上,则为脑风"。《丹溪心法·头痛》认为头痛多因痰与火,并指出"如不愈各加引经药,太阳川芎,阳明白芷,少阳柴胡,太阴细辛,厥阴吴茱萸",至今对临床仍有指导意义。

病因病机

本病的病因病机为,外感六淫外邪,上扰清窍,阻滞经络,络脉不通;或情志不遂、饮食劳倦、体虚久病、跌仆损伤、房劳过度等因素,致肝、脾、肾三脏功能失调;或肝气郁结,化火上扰清窍;或脾失运化,痰浊内生,蒙蔽清窍;或生化不足,气血亏虚,脑髓失养;或肾虚无以主髓,髓海空虚;或肾水匮乏,肝阳上亢;或外伤跌仆,久病入络,气滞血瘀,导致脑络瘀阻,发为头痛。

治疗

外伤后头痛

处方

阿是穴（图 7-1-1）。眩晕，配肝俞、肾俞；失眠、健忘，配心俞、肾俞、肺俞；纳呆，配脾俞、胃俞；恶心、呕吐，配三焦俞、胃俞（图 7-1-2）。

阿是穴：头痛局部区域，可出现于头顶、侧、额、枕部。

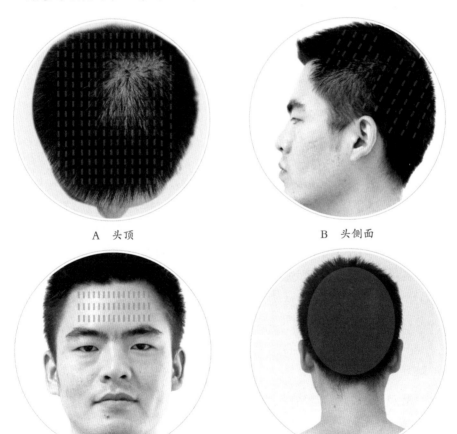

A 头顶

B 头侧面

C 额部

D 枕部

图 7-1-1 阿是穴的体表位置

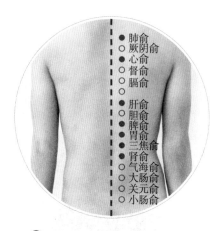

图 7-1-2　各背俞穴的体表位置

肺俞：在背部，当第 3 胸椎棘突下，旁开 1.5 寸。

心俞：在背部，当第 5 胸椎棘突下，旁开 1.5 寸。

肝俞：在背部，当第 9 胸椎棘突下，旁开 1.5 寸。

脾俞：在背部，当第 11 胸椎棘突下，旁开 1.5 寸。

胃俞：在背部，当第 12 胸椎棘突下，旁开 1.5 寸。

三焦俞：在背部，第 1 腰椎棘突下，后正中线旁开 1.5 寸。

肾俞：在腰部，当第 2 腰椎棘突下，旁开 1.5 寸。

◎ 操作

患者仰卧或俯伏坐位，常规消毒后进行叩刺。阿是穴叩刺范围要覆盖病变区域，以皮肤潮红充血耐受为度，穴位处采用轻度刺激，先叩刺督脉及膀胱经第 1 侧线 2~3 遍，再重点叩刺相应穴位处。频率 90~120 次 / 分，每次 10~20 分钟，隔日一次，10 次为 1 个疗程。疗程间隔 2~3 天。轻者 1~2 疗程即愈，重者可能需要持续治疗。

偏头痛

◎ 处方

阿是穴、足少阳胆经在头部的体表循行部位、风池、率谷、本神（图 7-1-3 至图 7-1-6）。

阿是穴：头痛局部区域。

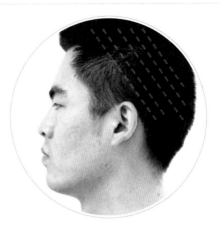

图 图7-1-3　阿是穴的体表位置

风池：在项部，当枕骨之下，与风府相平，胸锁乳突肌与斜方肌上端之间的凹陷处。

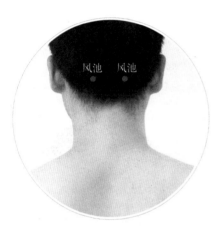

图7-1-4　风池的体表位置

率谷：在头部，耳尖直上入发际1.5寸。

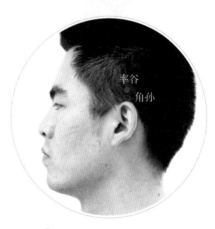

图7-1-5　率谷的体表位置

本神：在头部，前发际上0.5寸，头正中线旁开3寸。

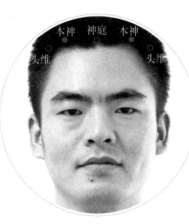

图7-1-6　本神的体表位置

◉ 操作

常规消毒，沿足少阳胆经在头侧部的循行路线进行叩刺，中等强度，反复叩打 3~4 次。风池、率谷、本神穴行轻或中度刺激，每日或隔日 1 次。

紧张型头痛

◉ 处方

阿是穴（头疼局部区域）、颈夹脊、太阳（图 7-1-7、图 7-1-8）。

颈夹脊：在颈部，后正中线旁开 0.5 寸。

太阳：在颞部，当眉梢与目外眦之间，向后约一横指的凹陷处。

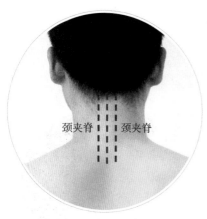

图 7-1-7　颈夹脊的体表位置

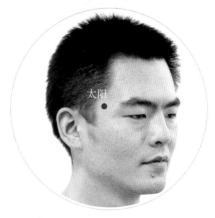

图 7-1-8　太阳的体表位置

◉ 操作

常规消毒，沿颈夹脊穴进行叩刺，中等强度，反复叩打 3~4 次。太阳穴行轻中度刺激，每日或隔日 1 次。

脑供血不足

◉ 处方

背部督脉、膀胱经第 1 侧线、膀胱经第 2 侧线（图 7-1-9）及足少阳胆经在头部的循行部位。

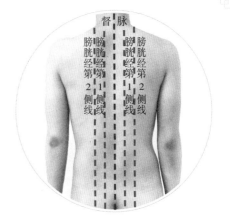

背部督脉：在背部，后正中线上。

背部膀胱经第 1 侧线：在背部，与督脉平行，督脉旁开 1.5 寸。

背部膀胱经第 2 侧线：在背部，与督脉平行，督脉旁开 3 寸。

图 7-1-9　背部督脉及膀胱经 1、2 侧线的体表位置

操作

患者仰卧或俯伏坐位，常规消毒后进行叩刺，每条经重复叩刺 8~10 次，以皮肤潮红、充血耐受为度，隔日 1 次，30 次为 1 个疗程。

第二节　失眠

概述

失眠又称"入睡和维持睡眠障碍"，中医称"不寐"，为各种原因引起入睡困难、睡眠深度过浅或易醒、睡眠时间不足或质量欠佳，甚至彻夜不眠为主症的一种病证。本病可见于西医的神经衰弱、更年期综合征等疾病。失眠在《内经》中称为"目不瞑""不得眠""不得卧"，认为是由于邪气客于脏腑，卫气行于阳，不能入阴所致。

病因病机

本病病位主要在心，而与肝、脾、肾三脏密切相关。卫气调和，肝气调达，心肾水火相济，气血阴阳维持平衡协调，可使阴阳相交，则睡眠

正常。若心脾两虚、气血不足、心胆气虚，或肝郁化火、五志过极、痰热内扰，终致心神失养，阴阳失交，阴虚不能纳阳，阳盛不得入阴，则发为失眠。

治疗

处方

背部督脉、膀胱经第 1 侧线、膀胱经第 2 侧线（图 7-2-1）。

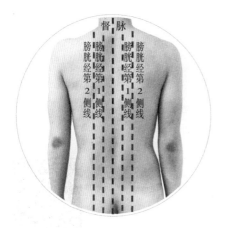

背部督脉：在背部，后正中线上。

背部膀胱经第 1 侧线：在背部，与督脉平行，督脉旁开 1.5 寸。

背部膀胱经第 2 侧线：在背部，与督脉平行，督脉旁开 3 寸。

图 7-2-1　背部督脉及膀胱经第 1、2 侧线的体表位置

操作

患者俯卧，充分暴露腰背部，常规消毒后，依次叩刺督脉及膀胱经第 1、2 侧线，每条线反复叩 5~10 次，中等刺激强度，以患者感到局部皮肤稍有酸痛又较为舒适为宜，以局部皮肤略有潮红为度。隔日 1 次，6 次为 1 个疗程，疗程间隔 5 天。

第三节　面瘫

概述

面瘫又叫"面神经麻痹"，是以面部表情肌群运动功能障碍，口眼向一侧歪斜为主要特征的一种病证。其发病多迅速，且不受年龄限制，亦无明显季节性，以单侧起病者多见。中医称之为"口僻""口眼歪斜""吊线风"等。《灵枢·经筋》云："足阳明之筋……其病……卒口僻，急者目不合，热则筋纵，目不开。颊筋有寒，则急引颊移口；有热则筋弛纵缓不胜收，故僻。"记述了本病的临床表现。

病因病机

面瘫之病位在面部经络。中医学认为，本病多由劳作过度，机体正气不足，脉络空虚，卫外不固，风寒、风热之邪，乘虚而入，导致气血痹阻，面部经络失于濡养，经筋功能失调，以致肌肉失于约束、纵缓不收而出现口眼歪斜。

面瘫包括眼部和口颊部筋肉症状，由于足太阳经筋为"目上冈"，足阳明经筋为"目下冈"，故眼睑不能闭合乃是足太阳和足阳明经筋功能失调；口颊部主要为手太阳和手、足阳明经筋所主，因此口歪主要是该三条经筋功能失调所致。

皮肤针叩刺可疏通经络，促进气血运行，以濡养经筋，促进面瘫的恢复，对顽固性面瘫效果显著。

治疗

处方

阿是穴、颊车、地仓、水沟，承浆、牵正、四白、太阳、阳白、头维，翳风、完骨（图7-3-1至图7-3-3）。

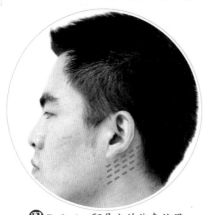

耳后阿是穴：耳后压痛
反应点。

图 7-3-1　阿是穴的体表位置

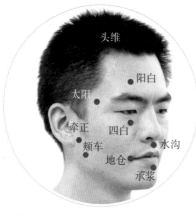

图 7-3-2　颊车至头维的体表位置

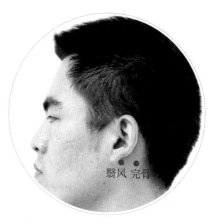

图 7-3-3　翳风、完骨的体表位置

颊车：在面颊部，下颌角前上方约一横指（中指），当咀嚼时咬肌隆起，按之凹陷处。

地仓：在面部，口角外侧，上直瞳孔。

水沟：在面部，当人中沟的上 1/3 与中 1/3 交点处。

承浆：在面部，当颏唇沟的正中凹陷处。

牵正：在耳垂前 0.5 ~ 1 寸。

四白：在面部，瞳孔直下，当眶下孔凹陷处。

太阳：在颞部，当眉梢与目外眦之间，向后约一横指的凹陷处。

阳白：位于前额部，当瞳孔直上，眉上 1 寸。

头维：在头侧部，当额角发际上 0.5 寸，头正中线旁 4.5 寸。

翳风：在耳垂后方，当乳突与下颌角之间的凹陷处。

完骨：在头部，当耳后乳突的后下方凹陷处。

操作

局部常规消毒后，对耳后阿是穴行强刺激，可叩刺出血配合拔罐治疗，1周1次。余穴位行轻刺激以患者舒适为度，每日1次，每次20分钟，半个月为1个疗程，疗程间隔3天。

第四节　三叉神经痛

概述

三叉神经痛又称"面风痛""面颊痛"，是以一侧眼、面颊部（三叉神经分布区域内）反复发作的阵发性、放射性、烧灼样剧烈抽掣痛为主要表现的脑神经疾病。多见于40岁以上女性，以右侧面部为主。三叉神经分第一支眼支、第二支上颌支和第三支下颌支，其中第二支、第三支同时发病者居多。《灵枢·经脉》云："足少阳胆之脉……是主骨所生病者，头痛，颔痛……"这里的"颔"就是三叉神经分布区域。《张氏医通》云："面痛……不能开口言语，手触之即痛，此阳明经络受风毒，传入经络，血凝滞而不行。"可见三叉神经痛与阳经经脉关系甚密。

病因病机

本病属于中医学"面痛"范畴，面部主要归手、足三阳经所主，外感邪气、情志不遂、外伤等多种因素导致面部阳经经脉受风、寒、痰、瘀之邪，气血凝滞，络脉瘀阻，久而久之，瘀血内停，经脉不通，不通则痛，导致了本病的发生。可见气血凝滞不通是本病的主要病因。

治疗

处方

下关穴及周围阿是穴（图7-4-1）。第一支疼痛者配鱼腰；第二支疼痛者配四白；第三支疼痛者配夹承浆（图7-4-2、图7-4-3）。

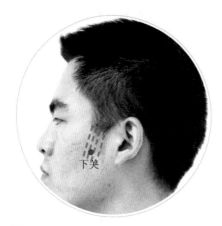

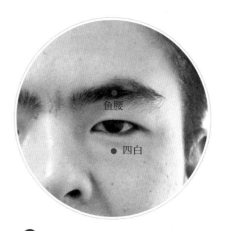

下关：在面部，耳前方，当颧弓与下颌切迹所形成的凹陷中。

阿是穴：下关穴周围疼痛区域。

图 7-4-1　下关及周围阿是穴的体表位置

鱼腰：在额部，瞳孔直上，眉毛中。

四白：在面部，瞳孔直下，当眶下孔凹陷处。

图 7-4-2　鱼腰、四白的体表位置

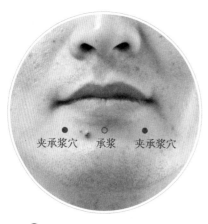

图 7-4-3　夹承浆的体表位置

夹承浆：在面部，承浆穴外侧约1寸凹陷中。

🔘 操作

　　常规消毒后，轻中度刺激，叩刺四白穴、下关穴可有强烈的闪电感传向上唇；叩刺鱼腰、夹承浆穴有强烈的紧握感。隔日1次，10次为1个疗程。

第五节 慢性疲劳综合征

概述

慢性疲劳综合征是一种身体出现长时间（连续 6 个月以上）原因不明的强度疲劳感或身体不适感，充分休息后疲劳不能缓解的病症。可同时伴有发热、喉咙痛、头痛、淋巴结肿大、食欲不振、肌肉痉挛和关节痛等表现以及焦虑、抑郁等多种精神症状，体检常无异常发现。

目前，西医对本病的确切发生机制尚不清楚，认为是精神压力、不良生活习惯、脑和体力过度劳累及病毒感染等多种因素，导致人体神经 – 内分泌 – 免疫网络功能失调而出现的综合征。

病因病机

本病属于中医学"虚劳""郁证""五劳"等范畴，其主要病机为情志不遂、劳逸失度、饮食不节等诸多因素导致人体气、血耗夺，脏腑功能失调，经脉之气运行不畅，最终阴阳平衡失调，而表现为疲劳。

皮肤针叩刺经络腧穴，可以补益气血，调节脏腑功能，平衡阴阳，改善人体免疫力，达到抗疲劳的目的，为临床治疗该病提供了一种有效的方法。

治疗

◎ 处方

背部督脉、膀胱经第 1 侧线、膀胱经第 2 侧线（图 7-5-1）。

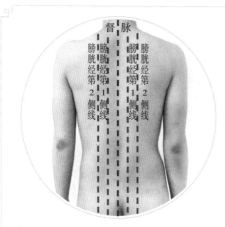

背部督脉：在背部，后正中线上。

背部膀胱经第 1 侧线：在背部，与督脉平行，督脉旁开 1.5 寸。

背部膀胱经第 2 侧线：在背部，与督脉平行，督脉旁开 3 寸。

图 7-5-1　背部督脉及膀胱经第 1、2 侧线的体表位置

操作

常规消毒后，从上到下依次反复叩刺，以局部皮肤充血潮红为度，每次治疗 20 分钟，隔日 1 次，5 次为 1 个疗程，疗程间隔 5 天。

第六节　眩晕

概述

眩晕是以患者自觉头晕眼花、感觉自身或外物旋转等症状为主要临床表现的一种病证。轻者发作短暂，闭目即止，重者如坐车船，旋转不定，不能站立，或伴有恶心、呕吐、汗出，甚则昏倒等症状。眩晕最早记载于《内经》，名曰"眩冒"，认为其发生与肝脏有密切关系，与髓海不足、血虚、痰饮等因素有关。《素问·至真要大论篇》曰："诸风掉眩，皆属于肝。"《灵枢·海论》云："髓海不足，则脑转耳鸣，胫酸眩冒……"

病因病机

中医学认为，眩晕的主要病因有情志不遂、饮食不节、年高体虚、跌仆

外伤等。痰浊壅遏，化火上蒙；肝风内动，上扰头目；或髓海不足，脑失所养等均可导致眩晕。其病位在头窍，与肝、脾、肾三脏有关。肝肾不足，髓海空虚或气虚血亏，致清窍失养者，多为虚证；风、痰、火、瘀上扰清窍多见于实证。临床中眩晕多为虚实夹杂。

治疗

处方

百会、大椎、颈部中线、两侧颈夹脊穴（图7-6-1至图7-6-3）。

百会：在头部，当前发际正中直上5寸，或两耳尖连线的中点处。

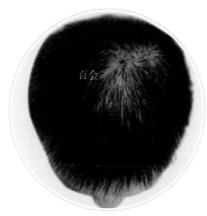

图 7-6-1　百会的体表位置

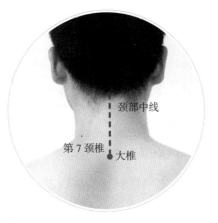

图 7-6-2　大椎、颈部中线的体表位置

大椎：在后正中线上，第7颈椎棘突下凹陷中。

颈部中线：位于颈部后正中线。

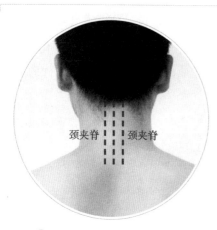

颈夹脊：在颈部，后正
中线旁开 0.5 寸。

图 7-6-3　颈夹脊的体表位置

操作

常规消毒后，用皮肤针叩刺，以皮肤潮红充血为度，每日 1 次，每次 20 分钟，5 次为 1 个疗程，疗程间隔 1~3 天。

第七节　支气管哮喘

概述

支气管哮喘是一种严重的慢性气道炎症性疾病，临床以呼吸急促、喉间哮鸣，甚则张口抬肩、不能平卧为主症。通常因过敏性炎症导致气道黏膜水肿，黏液分泌增多，气管平滑肌收缩，从而使气道变窄，空气进出肺部受到阻碍。一年四季均可发病，不受年龄性别限制，多发于气候变化较大的深秋及冬春寒冷季节，多在夜间或清晨发作。

病因病机

中医学认为，支气管哮喘的病位主要在肺，与脾、肾相关。病理因素以痰为主。肺不能布散津液，脾不能运化精微，肾不能蒸化水液，导致津液凝聚为痰，内伏于肺，而留下潜在"夙根"，每遇外感邪气、饮食不节、情志不遂、过度劳倦等因素诱发。哮喘发作期，患者气道阻塞，痰涎壅盛，表现为实证；反复发作的哮喘，肺气耗损，久病及肾，因而缓解期多见虚证。

治疗

◎ 处方

大鱼际、小鱼际、督脉和足太阳膀胱经在背部的循行部位，重点叩刺大椎、定喘、风门、肺俞、膈俞、脾俞、肾俞（图7-7-1、图7-7-2）。

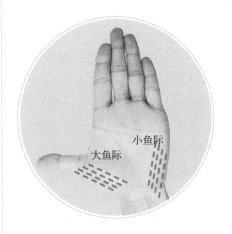

图 7-7-1　大、小鱼际的体表位置

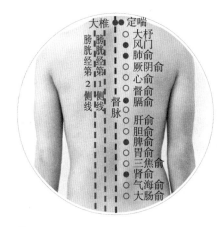

图 7-7-2　背部督脉，膀胱经第1、2侧线及各俞穴的体表位置

大鱼际：在手拇指本节（第1掌指关节）后凹陷处，约当第1掌骨中点桡侧，赤白肉际处。

小鱼际：在手掌与大鱼际对应的尺侧肌肉隆起处。

大椎：在后正中线上，第7颈椎棘突下凹陷中。

定喘：在背部，当第7颈椎棘突下，旁开0.5寸。

风门：在背部，当第2胸椎棘突下，旁开1.5寸。

肺俞：在背部，当第3胸椎棘突下，旁开1.5寸。

膈俞：在背部，当第7胸椎棘突下，旁开1.5寸。

脾俞：在背部，当第11胸椎棘突下，旁开1.5寸。

肾俞：在腰部，当第2腰椎棘突下，旁开1.5寸。

操作

常规消毒后，以皮肤针叩刺，对大鱼际、小鱼际行重度刺激，叩至点状出血，并于出血部位拔罐，留罐 2 分钟后，将罐取下并再次消毒该部位。沿督脉、膀胱经反复叩刺 5~10 次，以皮肤充血潮红为度，隔日 1 次，3 个月为 1 个疗程。疗程间隔 3~5 天。

第八节　股外侧皮神经炎

概述

股外侧皮神经炎又称感觉异常性股痛，是由于受压、外伤等原因影响到股外侧皮神经而导致的股外侧皮肤感觉异常的疾病，为临床最常见的皮神经炎的一种。该病多见于 20~50 岁较肥胖的男性。多为一侧受累，表现为大腿前外侧下 2/3 区域感觉异常，有麻木、蚁行、灼痛、发凉或沉重感等，其中以麻木最为多见。劳倦久立时可加剧，休息后症状缓解。本病通常单侧发病，少数为双侧发病。慢性病程，时轻时重，常数月至多年不愈。

病因病机

本病属于中医的"皮痹""着痹""肌痹"等范畴。与风、寒、湿、热等外邪关系密切。其发病原因较为复杂，《灵枢·寿夭刚柔》曰："寒痹之为病也，留而不去，时痛而皮不仁。"《素问·痹论篇》云："经络时疏，故不痛；皮肤不营，故为不仁。"《诸病源候论》载："荣气虚，卫气实，风寒入于肌肉，使血气行不宣流"。故而认为本病多因正气内虚，复感风寒湿邪，久则血行不畅，阳气闭阻，经络损伤，肌肤失养而发病。

治疗

◈ 处方

腰骶部、髂嵴部及阳性反应物，伏兔、风市、梁丘、足三里、阳陵泉（图 7-8-1）。

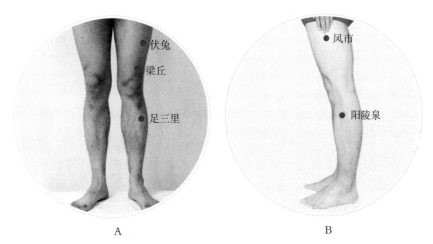

A   B

图 7-8-1　伏兔至阳陵泉的体表位置

伏兔：在大腿前面，当髂前上棘与髌底外侧端的连线上，髌底上 6 寸。

风市：在大腿外侧部的中线上，当腘横纹上 7 寸。或直立垂手时，中指尖处。

梁丘：屈膝，在大腿前面，当髂前上棘与髌底外侧端的连线上，髌底上 2 寸。

足三里：在小腿前外侧，当犊鼻下 3 寸，距胫骨前缘一横指（中指）。

阳陵泉：在小腿外侧，腓骨头前下方凹陷中。

◈ 操作

常规消毒后，在病变范围内用皮肤针均匀叩刺，视患者年龄、体质灵活掌握刺激强度，至局部潮红或微出血为度，刺激时间 3~5 分钟，操作完毕用消毒干棉球轻拭皮肤血迹。穴位处轻中度刺激，每日或隔日 1 次。

第八章　外科疾病

第一节　颈椎病

概述

　　颈椎病又称"颈椎综合征"，是因增生性颈椎炎、颈椎间盘脱出以及颈椎间关节、韧带等组织的退行性改变刺激和压迫颈神经根、脊髓、椎动脉和颈部交感神经等而出现的一系列症候群。其部分症状分别见于中医学的"项强""颈筋急""颈肩痛""头痛""眩晕"等病证。好发于40~60岁的中老年人。

　　有关颈椎病类似症状的记载最早可追溯于《内经》，如《灵枢·经脉》曰："小肠手太阳之脉……是动则病……不可以顾，肩似拔，臑似折……颈晗肩臑肘臂外后廉痛。"《灵枢·五邪》："邪在肾，则病骨痛，阴痹。阴痹者，按之而不得……肩、背、颈、项痛，时眩。"

病因病机

　　本病的病变组织在骨，部位在督脉和足太阳经循行范围，多因年老体衰、肝肾不足、筋骨失养；或久坐耗气、劳损筋肉；或感受外邪、客于经脉，或扭挫损伤、气血瘀滞，经脉痹阻不通所致。

治疗

处方

　　阿是穴、大椎、肩中俞、肩井、大杼、肩外俞、外关（图8-1-1至图8-1-3）。

阿是穴：项部及肩胛上部局部疼痛处。

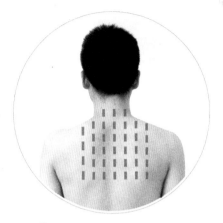

图 8-1-1 阿是穴的体表位置

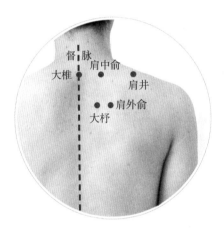

图 8-1-2 大椎至肩外俞的体表位置

大椎：在后正中线上，第7颈椎棘突下凹陷中。

肩中俞：在背部，当第7颈椎棘突下，旁开2寸。

肩井：在肩上，前直乳中，当大椎与肩峰端连线的中点上。

大杼：在背部，当第1胸椎棘突下，旁开1.5寸。

肩外俞：在背部，当第1胸椎棘突下，旁开3寸。

外关：在前臂背侧，当阳池与肘尖的连线上，腕背横纹上2寸，尺骨与桡骨之间。

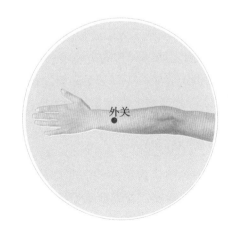

图 8-1-3 外关的体表位置

⊙ 操作

患者取俯卧或坐位，常规消毒后使用皮肤针或者梅花针进行叩刺，阿是穴叩刺范围要覆盖病变区域，以皮肤潮红充血为度，余穴位处轻或中度刺激，频率90~120次/分，每次10~20分钟，隔日1次，10次为1个疗程。疗程间隔2~3天。轻者1~2个疗程即愈，重者可能需要持续治疗。

第二节 肩周炎

概述

肩周炎又称肩关节周围炎，属于中医学的"肩痹"范畴。是以肩部逐渐产生疼痛，夜间为甚，逐渐加重，肩关节活动功能受限为主要表现的肩关节囊及其周围韧带、肌腱和滑囊的慢性特异性炎症。多见于体力劳动者。如得不到有效的治疗，有可能严重影响肩关节的功能活动。肩关节可有广泛压痛，并向颈部及肘部放射，还可出现不同程度的三角肌的萎缩。

《灵枢·经脉》谓："手太阴之脉……气盛有余，则肩背痛风寒，汗出中风……气虚则肩背痛寒……"，"大肠手阳明之脉，所生病者……肩前臑痛……"，"小肠手太阳之脉，是动则病……肩似拔……"另外《灵枢·经筋》谓："足太阳之筋……其病……项筋急，肩不举……"，"手太阳之筋……其病绕肩胛引颈后痛……"，"手阳明之筋……其病当所过者……肩不举，颈不可左右视。"说明肩痛的发生与肩部所过之经脉和经筋的病变有关。

病因病机

中医学认为本病的病变部位在肩部的经脉和经筋。五旬之人，正气不足，营卫渐虚，若局部感受风寒，或劳累闪挫，或习惯偏侧而卧，筋脉长期受到压迫，遂致气血阻滞而成肩痹。肩痛日久，局部气血运行不畅，气血瘀滞，以致患处肿胀粘连，最终关节僵直，肩臂不能举动。

治疗

● 处方

阿是穴，肩髃、肩髎、肩贞、足三里、阴陵泉（图 8-2-1 至图 8-2-5）。

阿是穴：肩关节周围疼痛区域。

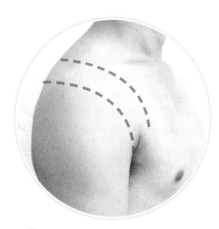

图 8-2-1　肩部阿是穴的体表位置

肩髃：在肩部，三角肌上，臂外展或向前平伸时，当肩峰前下方凹陷处。

肩髎：在肩部，肩髃后方，当臂外展时，于肩峰后下方呈现凹陷处。

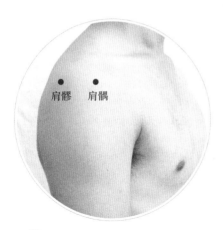

肩髎　肩髃

图 8-2-2　肩髃、肩髎的体表位置

肩贞：在肩关节后下方，臂内收时，腋后纹头上 1 寸(指寸)。

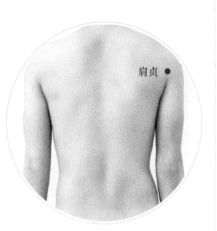

肩贞

图 8-2-3　肩贞的体表位置

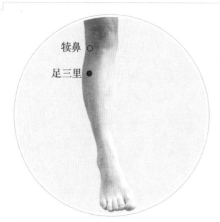

犊鼻 ○
足三里 ●

足三里：在小腿前外侧，当犊鼻下3寸，距胫骨前缘一横指（中指）。

图 8-2-4　足三里的体表位置

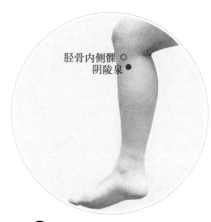

胫骨内侧髁 ○
阴陵泉 ●

阴陵泉：在小腿内侧，当胫骨内侧髁后下方凹陷处。

图 8-2-5　阴陵泉的体表位置

操作

常规消毒，患者患侧肩部充分暴露，以阿是穴为中心，向四周呈放射性重叩，以渗血为度，叩刺后配合拔罐5~10分钟。余穴中度刺激，每穴叩刺20~30次，以潮红为度，隔日1次，10次为1个疗程。

第三节　扭伤

概述

扭伤是指肢体关节或躯体部的软组织损伤，如肌肉、肌腱、韧带、血管等损伤，而无骨折、脱臼、皮肉破损的症候。大多发生于关节部位。临床主要表现为损伤部位疼痛肿胀和关节活动受限，多发于腰、踝、膝、肩、腕、肘、髋等部位。

扭伤属中医学"伤筋"的范畴，最早的记载见于《素问·宣明五气篇》。另外，明代李梴《医学入门》谓："闪挫跌坠堕，以致血瘀腰痛，日轻夜重，宜行血顺气。"《素问·缪刺论篇》记载了针灸对本病的治疗，如"人有所堕坠……刺足内踝之下、然骨之前血脉出血，刺足跗上动脉，不已，刺三毛上各一痏，见血立已。左刺右，右刺左。"

㉓㉑㉒ 病因病机

本病多由剧烈运动或负重持重时姿势不当，或不慎跌仆、过度牵拉和扭转等原因，引起某一部位的皮肉筋脉受损，以致经络不通，经气运行受阻，瘀血壅滞局部而成。

治疗

处方

以局部和邻近取穴为主。

（1）腰部：阿是穴、肾俞、委中（图8-3-1至图8-3-3）；

阿是穴：腰部肿胀
疼痛局部。

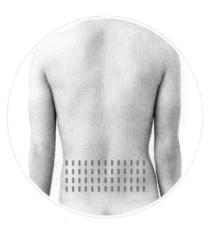

图 8-3-1　阿是穴的体表位置

肾俞：在腰部，当第2腰椎棘突下，旁开1.5寸。

委中：在腘横纹中点，当股二头肌腱与半腱肌肌腱的中间。

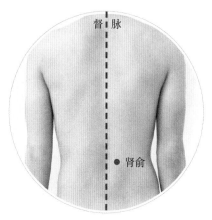

图 8-3-2　肾俞的体表位置

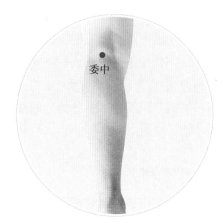

图 8-3-3　委中的体表位置

（2）踝部：阿是穴、申脉、丘墟、解溪（图8-3-4、图8-3-5）；

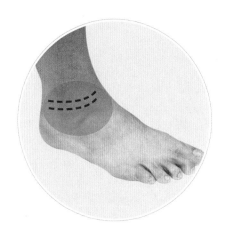

图 8-3-4　阿是穴的体表位置

申脉：在足外侧部，外踝直下方凹陷中。

丘墟：在足外踝的前下方，当趾长伸肌腱的外侧凹陷处。

解溪：在足背与小腿交界处的横纹中央凹陷处，当拇长伸肌腱与趾长伸肌腱之间。

阿是穴：踝部肿胀疼痛局部。

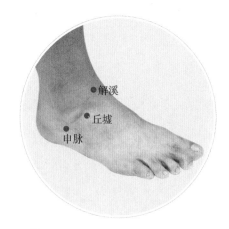

图 8-3-5　申脉至解溪的体表位置

（3）膝部：阿是穴、犊鼻、内膝眼、梁丘、膝阳关（图8-3-6至图8-3-8）；

阿是穴：膝部肿胀疼痛局部。

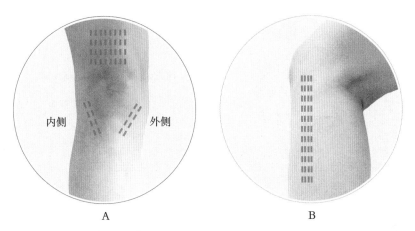

A   B

图 8-3-6　阿是穴的体表位置

犊鼻：屈膝，在膝部，髌骨与髌韧带外侧端凹陷中。

内膝眼：屈膝，在膝部，髌骨与髌韧带内侧端凹陷中。

梁丘：屈膝，在大腿前面，当髂前上棘与髌底外侧端的连线上，髌底上2寸。

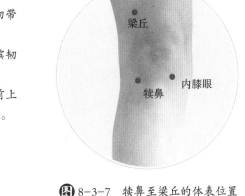

图 8-3-7　犊鼻至梁丘的体表位置

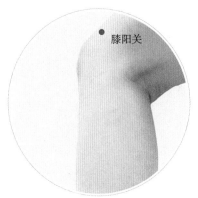

膝阳关：在膝外侧，当阳陵泉上3寸，股骨外上髁上方的凹陷处。

图 8-3-8　膝阳关的体表位置

（4）肩部：阿是穴、肩髎、肩贞（图 8-3-9 至图 8-3-11）；

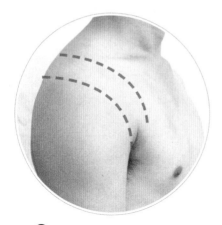

阿是穴：肩部肿胀疼痛局部。

图8-3-9　阿是穴的体表位置

肩髎：在肩部，肩髃后方，当臂外展时，于肩峰后下方呈现凹陷处。

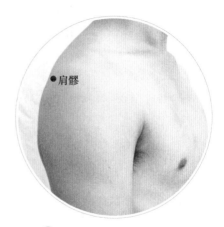

图8-3-10　肩髎的体表位置

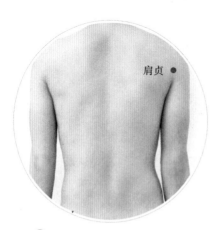

肩贞：在肩关节后下方，臂内收时，腋后纹头上 1 寸（指寸）。

图8-3-11　肩贞的体表位置

（5）肘部：阿是穴、曲池、天井、小海（图 8-3-12 至图 8-3-14）；

阿是穴：肘部肿胀疼痛局部。

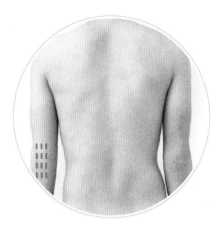
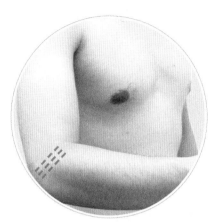

A   B

图 8-3-12   阿是穴的体表位置

曲池：在肘横纹外侧端，屈肘，当尺泽与肱骨外上髁连线中点。

天井：在臂外侧，在屈肘时，当肘尖直上 1 寸凹陷处。

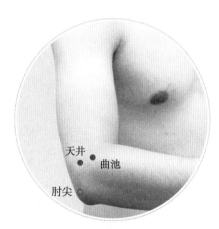

图 8-3-13   曲池、天井的体表位置

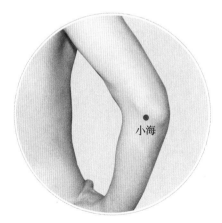

图 8-3-14   **小海的体表位置**

小海：微屈肘。在肘内侧，当尺骨鹰嘴与肱骨内上髁之间凹陷处。

（6）腕部：阿是穴、阳溪、阳池（图 8-3-15、图 8-3-16）；

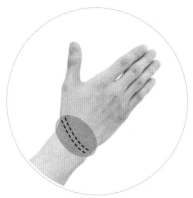

阿是穴：腕部肿胀
疼痛局部。

图 8-3-15　阿是穴的体表位置

阳溪：在腕背横纹桡侧，手拇指向上
翘起时，当拇长伸肌腱与拇短伸肌腱之间
的凹陷处。

阳池：在腕背横纹中，当指伸肌腱的
尺侧缘凹陷处。

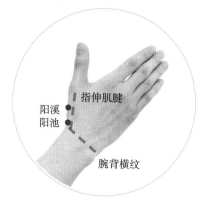

图 8-3-16　阳溪、阳池的体表位置

（7）髋部：阿是穴、环跳、秩边（图 8-3-17 至图 8-3-19）。

阿是穴：髋部肿胀疼痛局部。

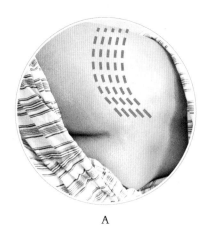

A

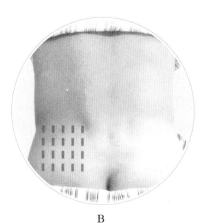

B

图 8-3-17　阿是穴的体表位置

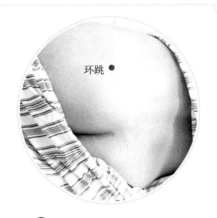

环跳：在股外侧部，侧卧屈股，当股骨大转子最凸点与骶管裂孔连线的外 1/3 与中 1/3 交点处。

图 8-3-18　环跳的体表位置

秩边：在臀部，平第 4 骶后孔，骶正中嵴旁开 3 寸。

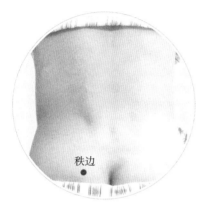

图 8-3-19　秩边的体表位置

◎ 操作

根据不同的部位选择不同的体位。常规消毒后进行叩刺，阿是穴叩刺范围要覆盖病变区域，以皮肤潮红充血为度，可配合拔罐治疗，余穴轻度刺激 3~5 分钟，以皮肤潮红为度，隔日 1 次，3 次为 1 个疗程。

第四节　落枕

概述

落枕是指患者颈项部强痛、活动受限的一种病症。又称"失枕""失颈"。主要由颈部肌肉感受寒邪或长时间过度牵拉而发生痉挛所致。多见于成年人，中老年患者落枕往往是颈椎病变的反映，且易反复发作。患者一般多在早晨起床后，突感一侧颈项强痛，不能俯仰转侧。疼痛可向同侧肩背及上肢扩散。检查时可见局部肌肉痉挛，有明显压痛。

病因病机

中医学认为本病多由睡眠姿势不当，或枕头高低不适，或因负重颈部过度扭转，使颈部脉络受损，或风寒侵袭项背，寒性收引，使颈部经脉失和，气血运行不畅，不通而痛。颈项侧部主要由手三阳和足少阳经所主，因此手三阳和足少阳筋络受损，气血阻滞，为本病的主要病机。

治疗

处方

阿是穴、大椎、肩井、肩外俞（图8-4-1、图8-4-2）。

大椎：在后正中线上，第7颈椎棘突下凹陷中。

阿是穴：项部及肩胛上部局部疼痛处。

肩井：在肩上，前直乳中，当大椎与肩峰端连线的中点上。

肩外俞：在背部，当第1胸椎棘突下，旁开3寸。

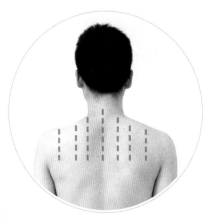

图8-4-1　阿是穴的体表位置

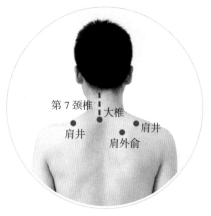

图8-4-2　大椎至肩外俞的体表位置

操作

患者俯卧，或者坐位，每次选取 1~2 穴，皮肤常规消毒后，用皮肤针或梅花针叩打局部痛区，使皮肤发红，并见少量血点，可配合拔罐疗法，如能拔出少量瘀血，则疗效更佳。余穴轻度刺激，以皮肤潮红为度，急性期每日1 次，中病即止。

第五节　腰痛

概述

腰痛是指以腰脊、腰部一侧或双侧疼痛为主要临床表现的一种病症。腰痛只是一种症状表现，并不是一种疾病。脊椎病变、腰部软组织病变、脊神经根病变、内脏疾病等均可引起腰痛，本节所述腰痛为外邪或外伤、脊椎病变引发的腰痛。

历代中医古籍对腰痛有诸多论述。《内经》最先认为肾与腰痛关系密切。如《素问·脉要精微论篇》言："腰者肾之府，转摇不能，肾将惫矣。"《金匮要略·五脏风寒积聚病脉证并治》云："肾着之病，其人身体重，腰中冷，如坐水中……腰以下冷痛，腹重如带五千钱，甘姜苓术汤主之。"论述了腰痛与寒湿之邪的关系及相应治法。《诸病源候论·腰背病诸候》曰："肾经虚，风冷乘之"，"劳损于肾，动伤经络，又为风冷所侵，血气击搏，故腰痛也"。突出腰痛乃正虚邪实之证，其病位在肾或对应经络。《丹溪心法·腰痛》云："腰痛主湿热，肾虚，瘀血，挫闪，有痰积。"

病因病机

中医学认为，腰痛多因感受风、寒、湿、热等外邪，邪入经脉，痹阻不通；或因跌仆损伤，气滞血瘀，经脉受损；也有因年老精血亏虚，或房劳伤肾，损伐肾气，腰府失养。腰痛之病位在肾及相关经脉。腰为肾之府，有赖肾之精气濡养及肾阳的温煦；督脉循脊上项，足太阳经夹脊循行，带脉绕腰一周，足少阴经贯脊属肾，故腰痛与肾及诸经有关。

治疗

处方

阿是穴、阳性物及阳性反应区（图 8-5-1）。

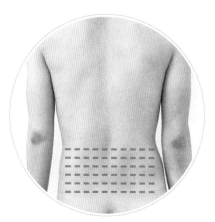

阿是穴、阳性物及阳性反应区：
指检阳性反应部位，可能出现在腰痛
局部区域。

图 8-5-1　阿是穴、阳性物与阳性
反应区的体表位置

操作

　　运用拇指的指腹在患者的体表反复触摸、推压、循按，找出疼痛的部位，即阿是穴。根据疼痛部位，选择合适的体位，常规消毒，消毒范围超过叩刺部位皮肤外 5cm 左右，以皮肤针叩刺，中度刺激为宜，叩至表皮出现红色丘疹样改变或点状出血，并于出血部位拔罐，留罐 5 分钟后，将罐取下并再次消毒该部位。隔日 1 次，10 天为 1 个疗程。

妇科疾病

第一节　痛经

概述

痛经又称"经行腹痛"，是指妇女在月经前后或行经期间发生小腹及腰部疼痛，甚至难以忍受，以致影响日常生活和工作。临床上分原发性和继发性两种。原发性痛经又称功能性痛经，是指女性生殖器官无明显器质性改变的经行小腹疼痛，并随月经周期而发作；因生殖器官器质性病变如子宫内膜异位症，急慢性盆腔炎，子宫颈狭窄、阻塞等原因所引起的痛经为继发性痛经。

古代医学著作中，本病被称为"经行腹痛""经前腹痛""经后腹痛""妇人血气痛"等。汉代张仲景在《金匮要略》中曾经对经行腹痛的程度、性质、兼症作了详述，如"带下，经水不利，少腹满痛"，"经候不匀，令阴挚痛，少腹恶寒，或引腰脊，下根气街"等，启发后世医者应从疼痛这一主症的性质、程度等方面着手进行辨证论治。

病因病机

中医学认为本病多由情志不调，肝气郁结，血行受阻；或因经期受寒饮冷、坐湿地、冒雨涉水，寒湿之邪客于胞宫，气血运行不畅所致；或由脾胃素虚、大病久病，气血虚弱；或因素体肝肾不足、精血亏虚，加之行经之后经血更虚，胞脉失养而引起。

治疗

🌸 处方

阿是穴、气海、三阴交（图9-1-1至图9-1-3）。

阿是穴：下腹部任脉、肾经、胃经、脾经循行部位；腰骶部督脉、华佗夹脊、膀胱经第1侧线、膀胱经第2侧线循行部位。

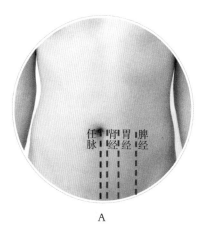

A   B

图 9-1-1　阿是穴的体表位置

气海：在下腹部，前正中线上，当脐中下1.5寸。

三阴交：在小腿内侧，当足内踝尖上3寸，胫骨内侧缘后方。

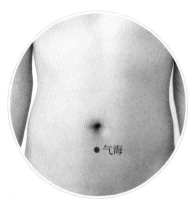

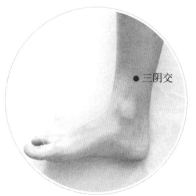

图 9-1-2　气海的体表位置

图 9-1-3　三阴交的体表位置

操作

常规消毒叩刺部位，腹部从脐孔至耻骨联合，腰骶部从腰椎至骶椎，先上后下，先中央后两旁。疼痛剧烈时可重叩强刺激。痛经发作前或疼痛较轻或体弱患者，施以中等强度刺激，边叩刺边询问腹痛情况，并注意观察患者状态以防晕针发生。穴位处给予轻或中等强度刺激。每次叩刺10~15分钟，以痛止、腹部舒适为度。

第二节　月经不调

概述

月经不调是以月经周期以及经色、经量、经质的异常为主症的月经病，临床有月经先期、月经后期、月经先后无定期等情况。本病是妇科常见病、多发病，不仅给女性带来生理上的痛苦，还影响女性肌肤，出现如色素沉着、肌肤萎黄暗淡、痤疮皮炎等症状。

病因病机

中医学认为月经与肝、脾、肾关系密切，肾气旺盛，肝脾调和，冲任脉盛，则月经按时而下。月经先期，或因素体阳盛，过食辛辣，助热生火；或因情志急躁或抑郁，肝郁化火，热扰血海；或因久病阴亏，虚热扰动冲任；或因饮食不节，劳倦过度，思虑伤脾，脾虚而统摄无权。月经后期，或因外感寒邪，寒凝血脉；或因久病伤阳，运血无力；或因久病体虚，阴血亏虚；或因饮食劳倦伤脾，使化源不足。月经先后无定期，包括月经后期和月经先期。情志抑郁，疏泄不及则后期；气郁化火，扰动冲任则先期；禀赋素弱，重病久病，使肾气不足，行血无力，或精血不足，血海空虚则后期；肾阴亏虚，虚火内扰则先期。

治疗

处方

第2腰椎以下腰骶部督脉和其两侧的膀胱经第1、2侧线循行线，下腹部任脉及下肢足三阴经循行路线（图9-2-1至图9-2-3）。

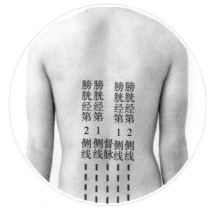

图 9-2-1 第2腰椎以下腰骶部督脉和其两侧的膀胱经第1、2侧线循行线

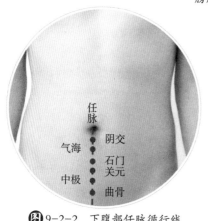

图 9-2-2 下腹部任脉循行线

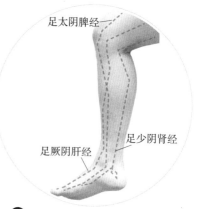

图 9-2-3 下肢足三阴经循行线

操作

常规消毒后，采用轻中度叩刺，沿第2腰椎以下腰骶部督脉和其两侧的膀胱经第1、2侧线循行线，下腹部任脉及下肢足三阴经循行线循经叩刺，以皮肤潮红为度，每次叩刺3~5遍，1周3次，月经恢复正常即止。

第三节　妊娠呕吐

概述

　　妊娠呕吐又称"孕吐"，是早孕反应中的一种，临床主要以反复出现恶心、呕吐、厌食甚至闻食即呕、食入即吐、不能进食和饮水为特征。妊娠呕吐是妊娠早期（6~12周）的常见病症，最早见于《诸病源候论》，称"妊娠恶阻"。历代文献中还有"子病""病食""病儿""阻病"等名称。

病因病机

　　中医学认为本病的病位在胃，主要病机是胃失和降，与肝、脾、冲、任之气升降失调有关。受孕之后，经血藏而不泄，阴血下聚冲任以养胎，冲任二脉气血偏盛，脾胃之气相应不足。孕妇体弱者多脾虚胃弱，中阳不振，浊阴之气不降，随冲气上逆犯胃；体盛之人多脾不运湿，痰饮内生，痰饮之气随冲气上逆犯胃；素体肝旺之人，遇情志不畅或精神紧张，则肝郁气滞，肝气横逆犯胃，导致胃失和降而呕吐。

治疗

处方

　　中脘、内关、公孙、足三里（图9-3-1 至图 9-3-4）。

　　中脘：在上腹部，前正中线上，当脐中上4寸。

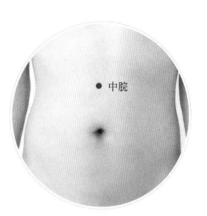

图 9-3-1　中脘的体表位置

119

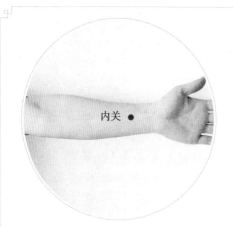

图9-3-2 内关的体表位置

内关：在前臂掌侧，当曲泽与大陵的连线上，腕横纹上2寸，掌长肌腱与桡侧腕屈肌腱之间。

公孙：在足内侧缘，当第1跖骨基底的前下方。

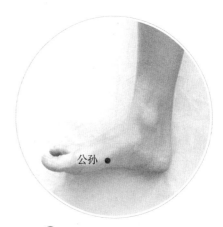

图9-3-3 公孙的体表位置

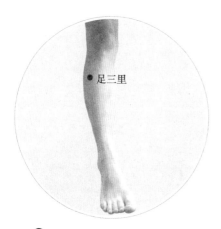

足三里：在小腿前外侧，当犊鼻下3寸，距胫骨前缘一横指（中指）。

图9-3-4 足三里的体表位置

◎ 操作

常规消毒后，诸穴轻刺激，可配合指压疗法，1日1次。中病即止。

第四节　乳少症

概述

产妇在产后 2~10 天内没有乳汁分泌，或乳汁分泌量过少；或者在产褥期、哺乳期内乳汁正行之际，乳汁分泌减少或全无，不够喂哺婴儿的统称为产后少乳，即乳少症。古代医学称为"产后缺乳""乳汁不足""乳汁不行"等。哺乳中期月经复潮后乳汁相应减少，属正常生理现象；产妇因不按时哺乳，或不适当休息而乳汁不足，经纠正其不良习惯，乳汁自然充足者，亦不能作病态论。

病因病机

中医认为乳汁由气血化生，资于冲任，赖肝气疏泄和调节。素体脾胃虚弱，或孕期、产后调摄失宜，或产后思虑过度伤脾，或孕妇年岁已高，气血渐衰，或产后失血过多、操劳过度，或产后七情所伤，情志抑郁，肝失条达，气机不畅，乳络不通，乳汁运行受阻，均可致气血不足而少乳。从经络循行角度出发，胃经过乳房，中医有"乳头属肝，乳房属胃"之说，因此，本病主要与肝、胃有关。

治疗

处方

阿是穴及阳性反应区（乳房周围或背部对应区域）、心俞、肝俞、脾俞、足三里、太冲、期门（图 9-4-1 至图 9-4-4）。

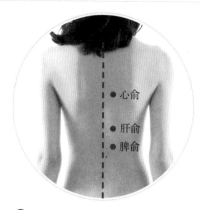

心俞：在背部，当第 5 胸椎棘突下，旁开 1.5 寸。

肝俞：在背部，当第 9 胸椎棘突下，旁开 1.5 寸。

脾俞：在背部，当第 11 胸椎棘突下，旁开 1.5 寸。

图 9-4-1　心俞至肝俞的体表位置

足三里：在小腿前外侧，当犊鼻下 3 寸，距胫骨前缘一横指（中指）。

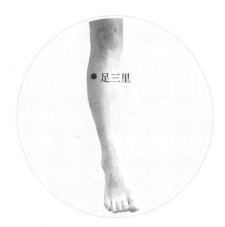

图 9-4-2　足三里的体表位置

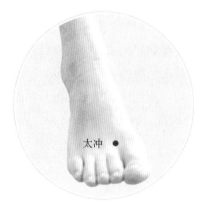

图 9-4-3　太冲的体表位置

太冲：在足背侧，当第 1 跖骨间隙的后方凹陷处。

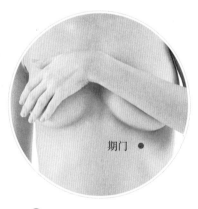

期门：在胸部，当乳头直下，第 6 肋间隙，前正中线旁开 4 寸。

图 9-4-4　期门的体表位置

背部（从肺俞至三焦俞）及乳房周围常规消毒，根据症状决定叩刺轻重，一般多用轻刺激或中等刺激。背部从上而下每隔 2cm 叩打一处，并可沿肋间向左右两侧斜行叩刺，乳房周围做放射状叩刺，乳晕部做环形叩刺，每次叩刺 10 分钟，每日 1 次。

第五节　围绝经期综合征

概述

围绝经期综合征又称更年期综合征，是指妇女在绝经前后由于卵巢功能减退、性激素减少而出现的与绝经有关的一系列躯体及精神心理症状。主要表现为生育能力和性活动能力下降，月经次数减少以至停止，性器官进行性萎缩和逐渐衰老，出现潮热、颧红、月经紊乱、汗出、情绪不稳、精神不集中、心慌及一过性血压升高等症状。

病因病机

中医学认为妇女至绝经前后，肾气渐亏，天癸将竭，精血不足，阴阳平衡失调，导致脏腑功能失常。肾阴不足而肝阳上亢，肾阳虚弱，脾失健运而生痰湿。其中肾虚是致病之本，肾虚不能濡养和温煦其他脏器，诸症蜂起。由于体质的差异，临床上有肾阳虚、肾阴虚或肾阴阳俱虚，或有肝阳上亢、痰气郁结等证型。

治疗

处方

气海、肝俞、肾俞、三阴交、太溪（图 9-5-1 至图 9-5-3）。

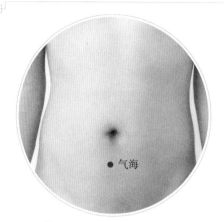

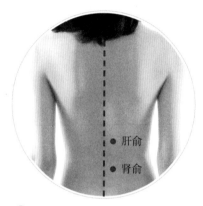

气海：在下腹部，前正中线上，当脐中下 1.5 寸。

图 9-5-1　气海的体表位置

肝俞：在背部，第 9 胸椎棘突下，旁开 1.5 寸。

肾俞：在背部，第 2 腰椎棘突下，旁开 1.5 寸。

图 9-5-2　肝俞、肾俞的体表位置

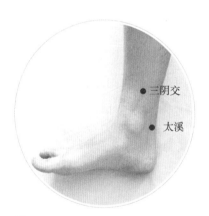

三阴交：在小腿内侧，当足内踝尖上 3 寸，胫骨内侧缘后方。

太溪：在足内侧，内踝后方，当内踝尖与跟腱之间的凹陷处。

图 9-5-3　三阴交、太溪的体表位置

⚙ 操作

常规消毒，在穴位处采用中等强度叩刺，每日或隔日 1 次，10 次 1 个疗程。

第十章 儿科疾病

第一节 厌食

概述

小儿厌食症是小儿时期的一种常见病，临床以长时间厌恶进食、食欲不振、食量减少、拒食为特征。各年龄儿童均可发病，尤以 1~6 岁小儿多见。本病迁延日久，可使小儿气血不足，抗病能力下降，影响其营养状况及身体和智力的正常发育。

病因病机

中医学认为小儿厌食症多是由于喂养不当、病后失调、先天不足及情志失调所致。病位在脾胃。脾主运化，胃主受纳，脾胃调和，则口能知五谷饮食之味；脾胃失和，则成厌食。

治疗

处方

足三里、四缝、中脘、脾俞、胃俞、三焦俞（图 10-1-1 至图 10-1-4）。

足三里：在小腿前外侧，当犊鼻下3寸，距胫骨前缘一横指（中指）。

四缝：在第2～5指掌侧，近端指关节的中央，一侧四穴。

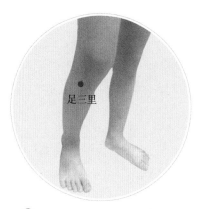

10-1-1　足三里的体表位置

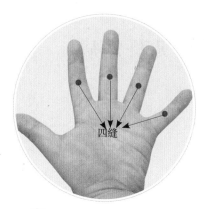

图 10-1-2　四缝的体表位置

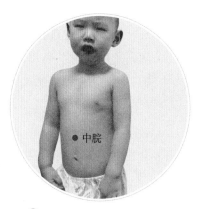

图 10-1-3　中脘的体表位置

中脘：在上腹部，前正中线上，当脐中上4寸。

脾俞：在背部，当第11胸椎棘突下，旁开1.5寸。

胃俞：在背部，当第12胸椎棘突下，旁开1.5寸。

三焦俞：在背部，第1腰椎棘突下，后正中线旁开1.5寸。

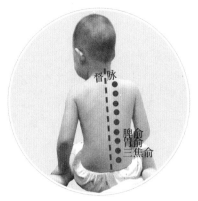

图 10-1-4　脾俞至三焦俞的体表位置

操作

经常规消毒后，采用轻刺激对以上穴位进行叩刺，手法要轻而均匀，以小儿可以忍耐为度，至皮肤微红即可。在四缝穴挤出少许黄白色透明黏液即可。每日或隔日 1 次，5 次为 1 个疗程。

第二节　遗尿症

概述

遗尿是指 3 岁以上的小儿不能自主控制排尿，经常在睡眠中小便自遗，醒后方觉的一种病证。中医称之为"遗尿""遗溺"，是小儿常见病、多发病。3 岁以下小儿脑髓未充，脏腑之气未盛，正常排尿习惯尚未形成，尿床不属病态；超过 3 岁特别是 5 岁以上的儿童，若睡眠中经常遗尿，则为病态。本病发病率男孩高于女孩，病程较长，反复发作。重症患者白天睡眠也会发生遗尿。遗尿严重者会产生自卑感，进一步影响身心健康和生长发育。

病因病机

中医学认为小儿遗尿症的病位主要在肾与膀胱，与脾、肺、三焦都有关系。其中尤以肾气、肾阳不足，膀胱虚寒多见。肾为先天，职司二便；膀胱主藏尿液。肾气、肾阳不足，就会导致下焦虚寒，气化功能失调，闭藏失司，膀胱失于约束而遗尿。此外，小儿脾虚气焰、肺气不调以及三焦气化失司都能导致遗尿。

治疗

处方

腰骶部、下腹部、中极、关元、三阴交、肾俞、膀胱俞（图 10-2-1 至图 10-2-4）。

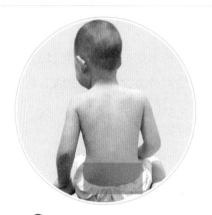

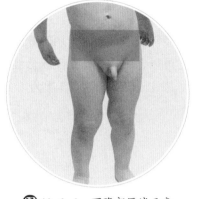

图 10-2-1　腰骶部区域示意

图 10-2-2　下腹部区域示意

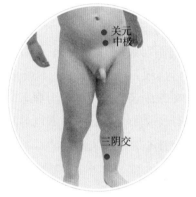

关元
中极

三阴交

图 10-2-3　中极至三阴交的
体表位置

中极：在下腹部，前正中线上，当脐
中下 4 寸。

关元：在下腹部，前正中线上，当脐
中下 3 寸。

三阴交：在小腿内侧，当足内踝尖上
3 寸，胫骨内侧缘后方。

肾俞：在腰部，当第 2 腰椎棘突下，
旁开 1.5 寸。

膀胱俞：在骶部，当骶正中嵴旁 1.5
寸，平第 2 骶后孔。

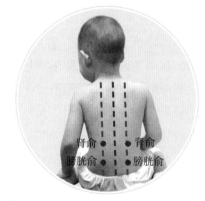

肾俞　　肾俞
膀胱俞　　膀胱俞

图 10-2-4　膀胱俞、肾俞的体表位置

❀ 操作

经常规消毒后，采用轻刺激均匀叩刺腰骶部、下腹部及所示穴位，每穴
10~20 下，手法要轻而均匀，以小儿可以忍耐为度，至皮肤微红即可。每日
1 次，5 次为 1 个疗程。

第三节　疳症

⦿概⦿述

疳证是由于喂养不当或者疾病等因素，使小儿脾胃受损而影响生长发育，出现面黄肌瘦、毛发干枯、饮食改变、精神异常等症状的一种慢性疾病。多见于 5 岁以下婴幼儿。"疳"，一是指病因，由恣食肥甘厚腻，损伤脾胃，积滞中焦所致；二是指病机和症状，指病见津液干涸，形体干瘦。

⦿病⦿因⦿病⦿机

中医对本病的认识为喂养不当或疾病影响或先天禀赋不足等，使脾胃虚损，津液消亡。病位在脾胃。

治疗

◉ **处方**

脾俞、胃俞、足三里、三阴交、中脘、建里、气海（图 10-3-1 至图 10-3-3）。

脾俞：在背部，当第 11 胸椎棘突下，旁开 1.5 寸。

胃俞：在背部，当第 12 胸椎棘突下，旁开 1.5 寸。

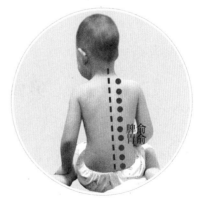

图 10-3-1　脾俞、胃俞的体表位置

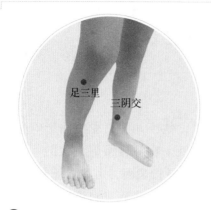

足三里：在小腿前外侧，当犊鼻下 3 寸，距胫骨前缘一横指（中指）。

三阴交：在小腿内侧，当足内踝尖上 3 寸，胫骨内侧缘后方。

图 10-3-2　足三里、三阴交的体表位置

中脘：在上腹部，前正中线上，当脐中上 4 寸。

建里：在上腹部，前正中线上，当脐中上 3 寸。

气海：在下腹部，前正中线上，当脐中下 1.5 寸。

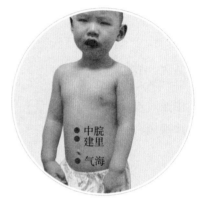

图 10-3-3　中脘至气海的体表位置

操作

经常规消毒后，采用轻刺激对以上穴位进行叩刺，手法轻而均匀，以小儿可以忍耐为度，至皮肤微红即可。每日 1 次，每次 20 分钟，7~10 次为 1 个疗程。

第四节　脑瘫

概述

小儿脑瘫，全称"小儿脑性瘫痪"，是指出生前和围产期内因各种原因引起颅内缺氧、出血而导致非进行性脑损伤，主要表现为中枢性运动障碍和

姿势异常，部分患儿伴有智力障碍、语言障碍、癫痫、行为障碍和视听障碍等并发症。其病因主要与先天性脑发育异常、早产、胎儿窘迫、新生儿窒息、产伤、核黄疸和母孕期感染等相关。一旦发病，必须及时诊治，否则可能造成终生残疾、患儿痴呆、早亡等不良后果。

（病）（因）（病）（机）

中医认为本病多由于先天禀赋不足，肝肾亏虚，或后天调养失当，气血亏虚，精髓不充，使得五脏精气不能上荣元神之府，导致生长发育障碍。病位在脑、心、肾、肝、脾。

治疗

⊙ 处方

百会、神庭、悬钟、风府、足三里、三阴交、肝俞、脾俞、肾俞、太冲（图 10-4-1 至图 10-4-6）。

百会：在头部，当前发际正中直上 5 寸，或两耳尖连线的中点处。

神庭：在头部，当前发际正中直上 0.5 寸。

悬钟：在小腿外侧，当外踝尖上 3 寸，腓骨前缘。

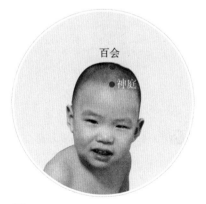

图 10-4-1　神庭、百会的体表位置

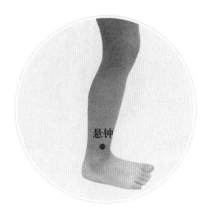

图 10-4-2　悬钟的体表位置

风府：在项部，当后发际正中直上1寸，枕外隆凸直下，两侧斜方肌之间凹陷中。

足三里：在小腿前外侧，当犊鼻下3寸，距胫骨前缘一横指（中指）。

三阴交：在小腿内侧，当足内踝尖上3寸，胫骨内侧缘后方。

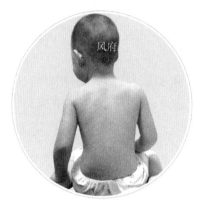

图 10-4-3　风府的体表位置

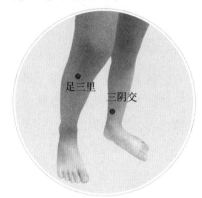

图 10-4-4　足三里、三阴交的体表位置

肝俞：在背部，当第9胸椎棘突下，旁开1.5寸。

脾俞：在背部，当第11胸椎棘突下，旁开1.5寸。

肾俞：在腰部，当第2腰椎棘突下，旁开1.5寸。

太冲：在足背侧，当第1跖骨间隙的后方凹陷处。

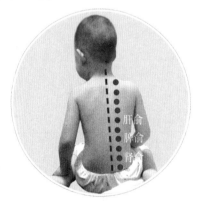

图 10-4-5　肝俞至肾俞的体表位置

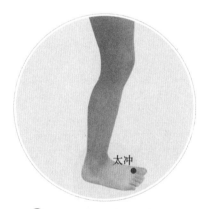

图 10-4-6　太冲的体表位置

🔅 操作

常规消毒。采用轻刺激，以局部皮肤潮红为度。隔日1次，10次为1个疗程，治疗3~5个疗程。

第十一章

皮肤科疾病

第一节　脱发

概述

　　脱发是一种临床常见、多发性疾病，主要是因多种因素造成自主神经功能紊乱，而导致头皮毛囊毛细血管持续收缩，使毛囊供血发生障碍，引起脱发。其中脂溢性脱发最多见，多发于青壮年男性，由于雄激素增多，皮脂分泌亢进，影响毛囊营养，使毛囊萎缩破坏。此外遗传因素、代谢异常、精神紧张等对脱发也有一定影响。临床表现为头发油腻，头屑多，或头发干燥，头皮瘙痒。脱发多数开始于头顶及前额。

病因病机

　　中医学认为本病的发病机制主要为肝肾亏损、气血虚弱；或湿热内蕴、耗伤阴血；或血虚风燥、气滞血瘀，致肌肤失养，毛发枯落。

治疗

○ 处方

　　阿是穴（脱发局部）、风池、百会、四神聪、足三里、合谷、三阴交（图11-1-1至图11-1-5）。

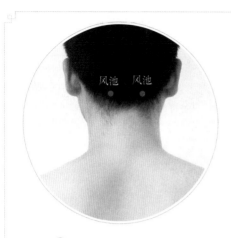

图 11-1-1　风池的体表位置

风池：位于颈部，当枕骨之下，与风府穴相平，胸锁乳突肌与斜方肌上端之间的凹陷处。

百会：在头部，当前发际正中直上5寸，或两耳尖连线的中点处。

四神聪：在头顶部，当百会前后左右各1寸，共四穴。

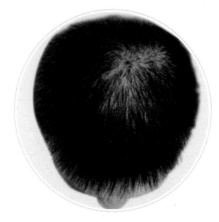

●为四神聪；●为百会穴

图 11-1-2　百会、四神聪的体表位置

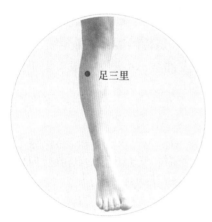

图 11-1-3　足三里的体表位置

足三里：在小腿前外侧，当犊鼻下3寸，距胫骨前缘一横指（中指）。

合谷：在手背，第1、2掌骨间，当第2掌骨桡侧的中点处。

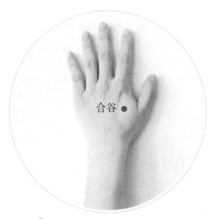

图 11-1-4　合谷的体表位置

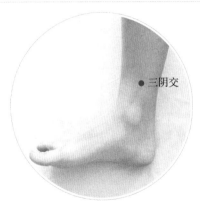

三阴交：在小腿内侧，当足内踝尖上3寸，胫骨内侧缘后方。

图 11-1-5　三阴交的体表位置

操作

经常规消毒后，脱发区以轻刺激为宜，其他穴位中度刺激。每日1次，10次为1个疗程，疗程间隔为1周。

第二节　神经性皮炎

概述

神经性皮炎是由于皮肤神经功能障碍所致的以皮肤肥厚、阵发性皮肤瘙痒和皮肤薛化为特征的慢性皮肤炎症，属于中医学"牛皮癣""摄领疮""顽癣"范畴。多见于成年人。好发于颈项、肘膝伸侧、尾骶等局部。

病因病机

中医学认为本病多因情志不遂，郁闷不舒，心火上炎，以致气血运行失调，凝滞于皮肤，日久耗血伤阴，血虚化燥生风；或风热外袭，蕴阻于肌肤而发病。

治疗

⚙ 处方

印堂、曲池、风池、血海、足三里、合谷、三阴交、太冲（图 11-2-1 至图 11-2-8）。

印堂：在头部，两眉毛内侧端中间的凹陷中。

曲池：在肘横纹外侧端，屈肘，当尺泽与肱骨外上髁连线中点。

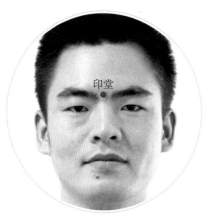

图 11-2-1　印堂的体表位置

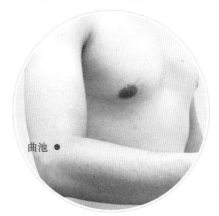

图 11-2-2　曲池的体表位置

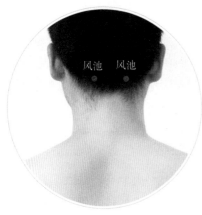

图 11-2-3　风池的体表位置

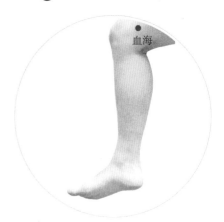

图 11-2-4　血海的体表位置

风池：位于颈部，当枕骨之下，与风府穴相平，胸锁乳突肌与斜方肌上端之间的凹陷处。

血海：屈膝，在大腿内侧，髌底内侧端上 2 寸，当股四头肌内侧头的隆起处。

足三里：在小腿前外侧，当犊鼻下 3 寸，距胫骨前缘一横指（中指）。

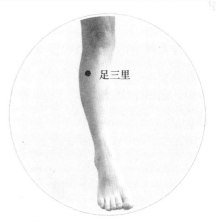

图 11-2-5　足三里的体表位置

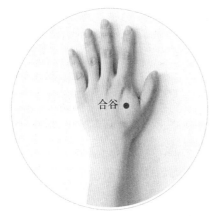

图 11-2-6　合谷的体表位置

合谷：在手背，第 1、2 掌骨间，当第 2 掌骨桡侧的中点处。

三阴交：在小腿内侧，当足内踝尖上 3 寸，胫骨内侧缘后方。

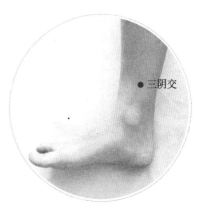

图 11-2-7　三阴交的体表位置

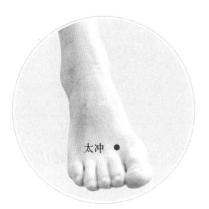

图 11-2-8　太冲的体表位置

太冲：在足背侧，当第 1 跖骨间隙的后方凹陷处。

操作

经常规消毒后，以中度刺激对以上穴位进行叩刺，从皮炎患部周围正常皮肤开始，四周做中度密刺，然后从边缘向中心做密刺重叩，以能稍见渗血为度。隔日 1 次，10 次为 1 个疗程。

第三节　带状疱疹

概述

带状疱疹是由带状疱疹病毒引起的急性炎症性皮肤病，中医称为"缠腰火龙""缠腰火丹"，民间俗称"蛇丹""蜘蛛疮"。表现为成簇的水疱沿一侧的周围神经或三叉神经的分支分布，偶呈对称形。以胸部肋间神经分布区、腹部和面部三叉神经分布区为多见。多伴有烧灼、针刺样神经痛。以春季和秋季最为多见，好发于中老年人，潜伏期可达 2~7 天。

病因病机

中医学认为本病多因饮食不节，脾胃运化失常，水湿停滞，久而化热，或情志不畅，肝胆湿热，郁而化火，或外感毒邪侵及经脉，湿热内蕴，壅阻脉络，发于腠理，外达皮部，而见疱疹簇生，瘙痒而毒甚。

治疗

处方

病损局部（出现疱疹区域）、曲池、风池、血海、外关、期门、梁门、中脘（图 11-3-1 至图 11-3-5）。

曲池：在肘横纹外侧端，屈肘，当尺泽与肱骨外上髁连线中点。

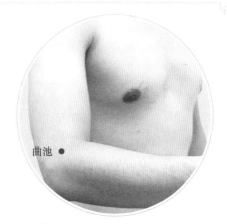

图 11-3-1　曲池的体表位置

风池：位于颈部，当枕骨之下，与风府穴相平，胸锁乳突肌与斜方肌上端之间的凹陷处。

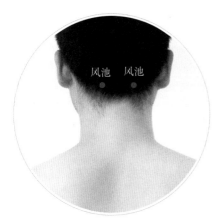

图 11-3-2　风池的体表位置

血海：屈膝，在大腿内侧，髌底内侧端上 2 寸，当股四头肌内侧头的隆起处。

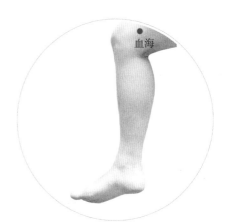

图 11-3-3　血海的体表位置

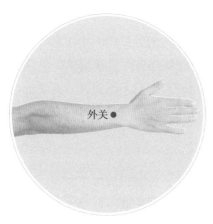

图 11-3-4　外关的体表位置

外关：在前臂背侧，当阳池与肘尖的连线上，腕背横纹上 2 寸，尺骨与桡骨之间。

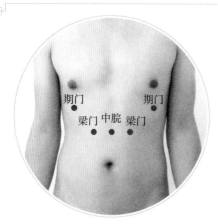

期门：在胸部，当乳头直下，第6肋间隙，前正中线旁开4寸。

梁门：在上腹部，当脐中上4寸，距前正中线2寸。

中脘：在上腹部，前正中线上，当脐中上4寸。

图 11-3-5　期门至中脘的体表位置

操作

经常规消毒后，患部以皮肤针中度叩刺，至刺破疱疹，疱内液体流出为度。叩刺后可加拔火罐，留罐5分钟。采用中度刺激对以上穴位进行叩刺，患部周围皮肤采用轻刺密刺法。隔日1次，5次为1个疗程。

第四节　荨麻疹

概述

荨麻疹是由多种原因导致的一种皮肤黏膜过敏性疾病。中医名"瘾疹"，俗名"风疹块"。临床表现为大小不等的风疹块损害，发病突然，呈淡红色或苍白色，灼热，剧痒，发无定处，消退迅速，愈后不留痕迹。四季皆可发病，尤以春季多发。

病因病机

中医学认为本病多因正气不足，腠理不密，外感风邪客于肌表，脉络阻滞，或素喜肥甘厚味，肠胃不和，蕴生内热，熏蒸肌肤，或情志内伤，冲任不调，肝肾不足，血虚生风生燥，阻于肌肤而发病。

治疗

处方

病损局部、曲池、风池、血海、合谷、三阴交、肺俞、中脘、大椎（图 11-4-1 至图 11-4-8）。

曲池：在肘横纹外侧端，屈肘，当尺泽与肱骨外上髁连线中点。

风池：位于颈部，当枕骨之下，与风府穴相平，胸锁乳突肌与斜方肌上端之间的凹陷处。

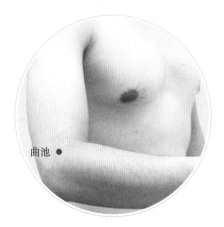

图 11-4-1　曲池的体表位置

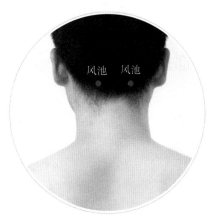

图 11-4-2　风池的体表位置

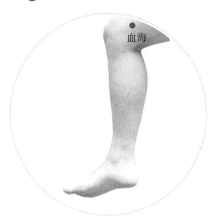

图 11-4-3　血海的体表位置

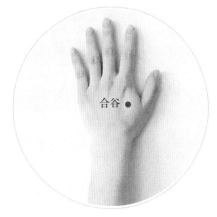

图 11-4-4　合谷的体表位置

血海：屈膝，在大腿内侧，髌底内侧端上 2 寸，当股四头肌内侧头的隆起处。

合谷：在手背，第 1、2 掌骨间，当第 2 掌骨桡侧的中点处。

三阴交：在小腿内侧，当足内踝尖上3寸，胫骨内侧缘后方。

肺俞：在背部，当第3胸椎棘突下，旁开1.5寸。

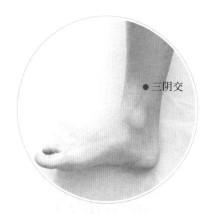

图 11-4-5　三阴交的体表位置

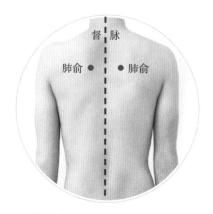

图 11-4-6　肺俞的体表位置

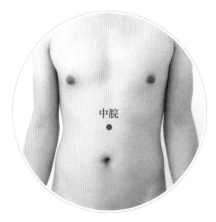

图 11-4-7　中脘的体表位置

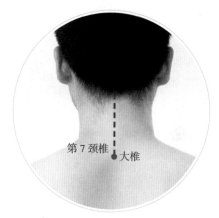

图 11-4-8　大椎的体表位置

中脘：在上腹部，前正中线上，当脐中上4寸。

大椎：在后正中线上，第7颈椎棘突下凹陷中。

操作

经常规消毒后，用皮肤针叩刺至皮肤隐隐出血为度，穴位中度刺激，患部周围皮肤采用轻刺密刺法。急性者，每日1次；慢性者，隔日1次；10次为1个疗程。

第五节　痤疮

㈱述

　　痤疮是毛囊皮脂腺的一种慢性炎症性皮肤病，主要好发于青少年。此病对青少年的心理和社交影响很大，但青春期后往往能自然减轻或痊愈。临床表现以好发于面部的粉刺、丘疹、脓疱、结节等多形性皮损为主。

㈱因㈱机

　　中医对本病的认识为素体肺经血热，或冲任失调，或恣食膏粱厚味、辛辣之品，导致风热、湿热蕴于肌肤，肌肤疏泄失常，而发"肺风粉刺"。

治疗

◉ **处方**

　　阿是穴（皮损局部或其他阴性反应点）、大椎、肺俞、合谷、足三里、三阴交、血海（图 11-5-1 至图 11-5-6）。

大椎：在后正中线上，第7 颈椎棘突下凹陷中。

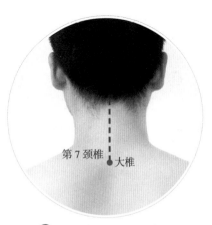

第 7 颈椎　　●大椎

图 11-5-1　大椎的体表位置

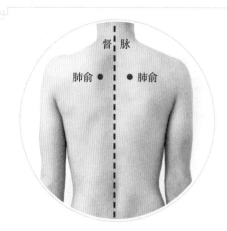

图 11-5-2　肺俞的体表位置

肺俞：在背部，当第 3 胸椎棘突下，旁开 1.5 寸。

合谷：在手背，第 1、2 掌骨间，当第 2 掌骨桡侧的中点处。

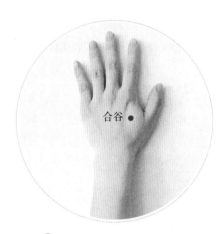

图 11-5-3　合谷的体表位置

足三里：在小腿前外侧，当犊鼻下 3 寸，距胫骨前缘一横指（中指）。

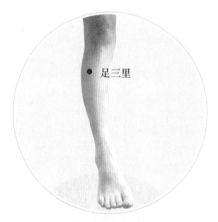

图 11-5-4　足三里的体表位置

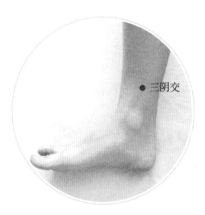

图 11-5-5　三阴交的体表位置

三阴交：在小腿内侧，当足内踝尖上 3 寸，胫骨内侧缘后方。

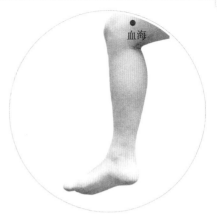

血海

血海：屈膝，在大腿内侧，髌底内侧端上 2 寸，当股四头肌内侧头的隆起处。

图 11-5-6 　血海的体表位置

🔵 操作

针对局部病灶垂直均匀起落叩刺。根据病情可在一定范围内环形叩刺。耐受力差者，轻度叩刺，以局部皮肤略潮红为度；耐受力中等者，中度叩刺，以局部皮肤潮红但不渗血为度；病情较重者，重度叩刺，以局部皮肤明显发红有渗血为度。每日或隔日 1 次，10 次为 1 个疗程。

第六节　湿疹

㉺㉺ 概述

湿疹是一种常见的变态反应性、过敏性、非传染性的表皮及真皮浅层炎症性皮肤病，发病原因较复杂，可由多种内外因素，如精神压力、易感基因、饮食、环境因素、气候条件等诱发。临床表现为剧烈瘙痒、多形性损害、对称分布、渗出性、反复发作和易成慢性等特点。可发生于任何年龄，任何部位，任何季节，但常在冬季复发或加剧。本病属于中医"浸淫疮"和"血风疮"的范畴。

㉺㉺㉺ 病因病机

中医学认为，由于禀赋不足，饮食失节，或过食辛辣等，致脾失健运，湿热内生；或贪食生冷，脾胃受损，湿邪内生，复感风湿热邪，阻于腠理，浸淫肌肤而发病；也可因风湿搏于肌肤，日久血行受阻而兼见瘀象。急性者以湿热为主，亚急性者多与脾虚湿恋有关，慢性者以血虚风燥为主。

治疗

处方

病变局部。

操作

病变局部周围常规消毒。皮肤针连续叩打，由外缘向中心快速散刺。注意落针要稳、准，提针要快，不能慢刺、压刺、斜刺或拖刺，至局部潮红或微微出血且患者能耐受为度。一般每分钟叩打 70~90 次，7 天 1 次，连续 10 次为 1 个疗程。

第七节　雀斑

概述

雀斑多发生于面部皮肤，特别是鼻部和两颊，为黄褐色点状色素沉着斑，也可见于颈部、上肢，个别可见于胸背等处。本病由于体内色素异常沉着而致，轮廓清楚，左右对称，常有家族史。由于皮损部位黑素细胞体积较大，其内产生的黑素小体增多，基底细胞内黑素颗粒数量增多，而形成雀斑。日晒可诱发和加重皮损，女性发生率较高。

病因病机

中医学认为，本病多因先天禀赋不足，肾虚水亏，不能荣华于面，水亏虚火上炎，郁滞于孙络，凝结皮肤所致；或由于平素血热，卫气失固，又触犯风邪，内火郁结于皮毛腠理之间，阻于孙络，则生雀斑。

治疗

处方

阿是穴（病变局部周围）、风门、肺俞、肝俞、脾俞、肾俞、三阴交、太溪、血海、足三里、风池、大椎、曲池、合谷等穴（图11-7-1至图11-7-7）。

风门：在背部，当第2胸椎棘突下，旁开1.5寸。

肺俞：在背部，当第3胸椎棘突下，旁开1.5寸。

肝俞：在背部，当第9胸椎棘突下，旁开1.5寸。

脾俞：在背部，当第11胸椎棘突下，旁开1.5寸。

肾俞：在腰部，当第2腰椎棘突下，旁开1.5寸。

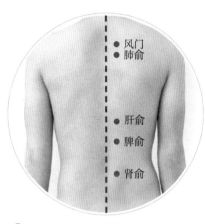

图 11-7-1　风门至肾俞的体表位置

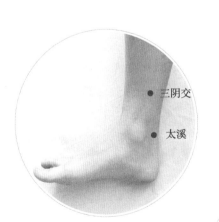

三阴交：在小腿内侧，当足内踝尖上3寸，胫骨内侧缘后方。

太溪：在足内侧，内踝后方，当内踝尖与跟腱之间的凹陷处。

图 11-7-2　三阴交、太溪的体表位置

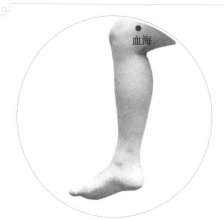

图11-7-3　血海的体表位置

血海：屈膝，在大腿内侧，髌底内侧端上2寸，当股四头肌内侧头的隆起处。

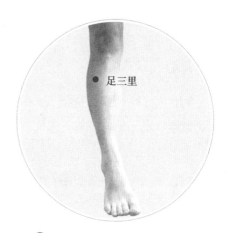

图11-7-4　足三里的体表位置

足三里：在小腿前外侧，当犊鼻下3寸，距胫骨前缘一横指（中指）。

风池：位于颈部，当枕骨之下，与风府穴相平，胸锁乳突肌与斜方肌上端之间的凹陷处。

大椎：在后正中线上，第7颈椎棘突下凹陷中。

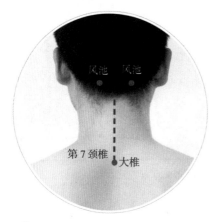

图11-7-5　风池、大椎的体表位置

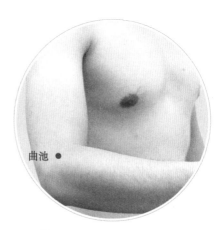

曲池：在肘横纹外侧端，屈肘，当尺泽与肱骨外上髁连线中点。

图11-7-6　曲池的体表位置

合谷：在手背，第1、2掌骨间，当第2掌骨桡侧的中点处。

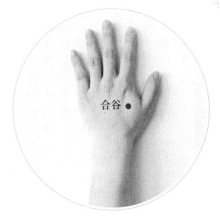

图 11-7-7　合谷的体表位置

操作

局部皮肤常规消毒，持皮肤针，沿患处中央向周围缓慢移动叩刺，力度由轻到重，叩至皮肤潮红即可。以上穴位每次选 4~5 个，交替使用，每次叩刺时间为 20 分钟。

第十二章

五官科疾病

第一节　上胞下垂

概述

上胞下垂系指提上睑肌功能不全或消失，或其他原因所致的上睑部分或全部不能提起所造成的下垂状态，轻者遮盖部分瞳孔，严重者瞳孔全部被遮盖，影响视功能，因需仰首视物，形成一种仰头皱额的特殊姿态。《灵枢》称为"目不开""目瞑"，《诸病源候论》称"睢目""侵风""风客睑肤，皮垂覆目"。

病因病机

中医学认为，上胞下垂的内因为年老体弱、久病体衰、饮食不节等致脾气虚弱，清阳不升；或先天禀赋不足，命门火衰，致中气不足，眼肌无力，约束失用。外因为肌腠空虚，风邪侵袭，风痰阻络，胞睑筋脉弛缓不用；或头、眼部外伤致气血瘀滞，胞络受阻，精气不能上荣于胞睑。

治疗

⊙ **处方**

阿是穴、太阳、阳白（图 12-1-1、图 12-1-2）。

阿是穴：病变局部周围。

太阳：在颞部，当眉梢与目外眦之间，向后约一横指的凹陷处。

阳白：位于前额部，当瞳孔直上，眉上1寸。

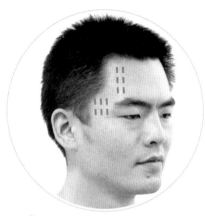

图12-1-1　阿是穴的体表位置

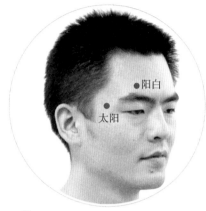

图12-1-2　太阳、阳白的体表位置

操作

治疗部位常规消毒后，用梅花针叩打上眼睑局部，依次叩打头及背部督脉、膀胱经。叩刺腕力由轻到重，以皮肤潮红、不出血为度。每次约5~10分钟，隔日1次。

第二节　麦粒肿

概述

麦粒肿又称"睑腺炎""眼丹"，为睫毛毛囊皮脂腺的炎症，指胞睑生小疖肿，形似麦粒，易于溃脓，多为葡萄球菌感染所致。主要表现为眼睑局部皮肤的红、肿、热、痛，邻近球结膜水肿。中医称之为"偷针""针眼""土疳""土疡"。

病因病机

中医学认为，麦粒肿的形成有外因、内因或内外因皆有。外因为风邪侵袭，客于胞睑化热，风热煎灼津液，变成疮疖；内因多为嗜食辛辣，脾胃蕴积湿热，气血凝滞，停聚于胞睑皮肤、经络；内外因为积热与外风相搏，气血瘀阻，火热结聚，以致眼睑红肿、溃腐。麦粒肿反复发作多因余邪未消，热毒蕴伏，或素体虚弱。

治疗

处方

背部督脉、膀胱经第 1 侧线、膀胱经第 2 侧线（图 12-2-1）。

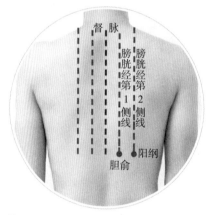

背部督脉：在背部，后正中线上。

背部膀胱经第 1 侧线：在背部，与督脉平行，督脉旁开 1.5 寸。

背部膀胱经第 2 侧线：在背部，与督脉平行，督脉旁开 3 寸。

图 12-2-1　督脉、膀胱经第 1 侧线、膀胱经第 2 侧线的体表位置

操作

治疗部位常规消毒后，以皮肤针自大椎穴及大椎左右旁开 1.5 寸处、左右旁开 3 寸处，沿督脉及膀胱经第 1、2 条线向下叩打至第 10 胸椎棘突下（即胆俞穴、阳纲穴处）。督脉施用重度手法，以叩打处微微出血为好。膀胱经两条线施用中度手法，以潮红为度。如此反复叩打 4~6 遍。每日 1 次，连续 3 次为 1 个疗程。

第三节　远、近视眼

㈱述

　　远视是指平行光线进入眼内后在视网膜之后形成焦点，外界物体在视网膜不能形成清晰的影像。远视眼远近都看不清，患者主观感觉看远模糊，看近更模糊。轻度远视，通过晶体的调节，主观感觉不明显。由于很多时候都处于过度调节状态，随着年龄的增大，调节力下降，慢慢表现为视疲劳（以下午和晚上最为常见）、视物模糊等症状。

　　近视，即目不能远视，是指眼在松弛调节状态下，平行光线经眼的屈光系统折射后，其焦点落在视网膜之前。近视的发生与遗传、发育、环境等诸多因素有关。主要表现为视近清楚，视远模糊。严重者可伴有飞蚊症、夜盲、弓形盲点等。

㈱因㈱机

　　中医学认为，肾阴不足则阴精亏损，光华不聚，则视近昏花，视远亦不清；饮食不节，过食肥甘，脾胃受伤，运化失司，湿热内停，熏蒸肝胆，血气损伤，亦可致远视或近视；或过用目力，久视伤血，气损血伤，致目中神光不能发越；亦有因不良用眼习惯，如看书、写字目标太近，坐位姿势不正以及光线的强烈或不足等，使目络瘀阻，目失所养，导致本病。

治疗

⊛　处方

　　正光1、正光2、风池、百会、大椎、内关（图12-3-1至图12-3-5）。

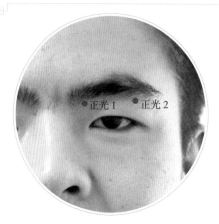

正光1：经验穴。位于眶上缘外3/4与内1/4交界处，攒竹穴与鱼腰穴之间的中点，眶上缘的下方。

正光2：经验穴。位于眶上缘外1/4与内3/4交界处丝竹空穴与鱼腰穴之间的中点，眶上缘的下方。

图12-3-1　正光1、正光2的体表位置

风池：位于颈部，当枕骨之下，与风府穴相平，胸锁乳突肌与斜方肌上端之间的凹陷处。

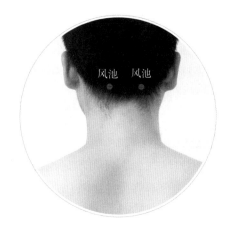

图12-3-2　风池的体表位置

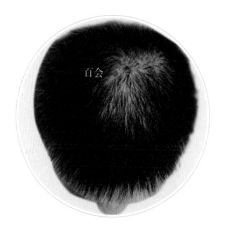

百会：在头部，当前发际正中直上5寸，或两耳尖连线的中点处。

图12-3-3　百会的体表位置

大椎：在后正中线上，第7颈椎棘突下四陷中。

内关：在前臂掌侧，当曲泽与大陵的连线上，腕横纹上2寸，掌长肌腱与桡侧腕屈肌腱之间。

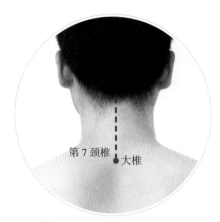

图 12-3-4　大椎的体表位置

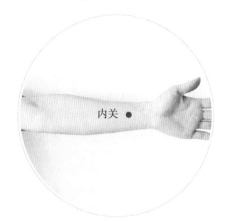

图 12-3-5　内关的体表位置

○ 操作

以电皮肤针在穴位表皮 0.5~1.5cm 直径范围内均匀叩打 20 次左右。在胸椎及腰椎两侧，由上而下各叩打 3 次，设定输出峰值电压为 100~120V，输出锯齿波频率为 16~300 次 / 分，电源用 9V 干电池，电流小于 5mA，以患者能耐受为宜。叩打时要求用腕力弹刺。以中等刺激为宜。隔日治疗 1 次，15 次为 1 个疗程。必要时可休息半月后继续治疗。

第四节　眼睑颤动

概述

眼睑颤动，又称眼睑痉挛，是指非继发性的单侧或双侧眼轮匝肌不随意的非节律的强直性收缩，表现为眼轮匝肌不自主频繁的跳动，严重者可引起面部肌肉及口角抽动。多由于局部支配眼轮匝肌的神经纤维紧张性增高所致，好发于成年女性。眼睑颤动分生理性和病理性两种。其中生理性眼睑颤动易在用眼过度或劳累、精神过度紧张、烟酒过度时出现，发作时间较短

（数秒）、跳动幅度小，大多数为此种类型。病理性眼睑颤动可由眼睛屈光不正（近视、远视、散光等）、眼内异物、结膜炎、角膜炎、倒睫等导致，发作较频繁、持续时间长、跳动幅度大，有时会连眉毛、嘴角甚至半边脸一起抽动。

病因病机

中医学认为肝脾二经气血不和，营卫不调，风火内生引起本病。四白为多气多血之足阳明经穴，睛明、攒竹乃多血之足太阳经穴，鱼腰、太阳、上明、球后为头颈部之奇穴，皮肤针叩刺可使气血阴阳平衡，使因血虚风动而失衡的眼部气血得以调整，从而息风止颤。

治疗

处方

眼周、攒竹、鱼腰、太阳、睛明、上明、四白、球后（图12-4-1、图12-4-2）。

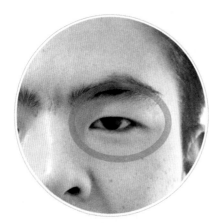

眼周：上至眉弓上1cm，下至眶下缘1cm，内侧至鼻梁中部，外侧至太阳穴附近。

图 12-4-1　眼周的体表位置

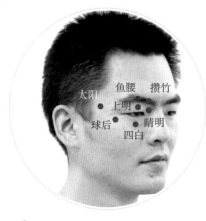

图 12-4-2 攒竹至球后的体表位置

攒竹：在面部，当眉头陷中，眶上切迹处。

鱼腰：位于额部，瞳孔直上，眉毛中。

太阳：在颞部，当眉梢与目外眦之间，向后约一横指的凹陷处。

睛明：在面部，目内眦角稍上方凹陷处。

上明：位于面部，眉弓中点垂线，眶上缘下凹陷中。

四白：在面部，瞳孔直下，当眶下孔凹陷处。

球后：在面部，当眶下缘外 1/4 与内 3/4 交界处。

操作

常规消毒治疗部位，患者取坐位，用皮肤针在眼周局部及以上穴位叩刺。眼周每次叩刺 3 分钟，每个穴位叩刺 1 分钟。以眼周、穴位皮肤潮红不渗血为宜，刺激强度为弱刺激；体型胖壮者，可调整为中等强度刺激。隔天 1 次，10 天为 1 个疗程。

第五节 鼻炎

概述

鼻炎是指由细菌、病毒、各种理化因子、变应原以及某些全身疾病引起的鼻腔黏膜的急性或慢性炎症。主要病理改变为鼻腔黏膜充血、肿胀、渗出、增生、萎缩或坏死等。鼻炎不只影响鼻子，还会影响咽喉和眼睛，进而影响人的睡眠、听力以及学习能力。临床表现为鼻塞、多涕、嗅觉下降、头昏、头胀等。中医称为"鼽""鼽嚏"，始见于《礼记》："季秋行夏令，则其国大水，冬藏殃败，民多鼽嚏。"

病因病机

中医学认为本病分为虚实两个方面，实证多为感受风热之邪或风寒之邪入里化热，热毒浊涕阻闭鼻窍而成。虚证多因肺脾肾三脏虚损，以肺气虚为主，致卫外不固，易感外邪；脾虚则运化失职，痰湿内生，困阻鼻窍，浸淫鼻窦黏膜而成鼻渊。

治疗

处方

大椎、肺俞、膏肓、脾俞、肾俞，天突，中府（图12-5-1至图12-5-4）。

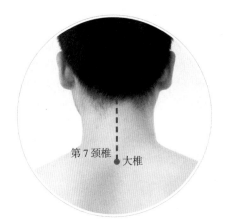

第7颈椎 ● 大椎

图 12-5-1　大椎的体表位置

大椎：在后正中线上，第7颈椎棘突下凹陷中。

肺俞：在背部，当第3胸椎棘突下，旁开1.5寸。

膏肓：在背部，当第4胸椎棘突下，旁开3寸。

脾俞：在背部，当第11胸椎棘突下，旁开1.5寸。

肾俞：在腰部，当第2腰椎棘突下，旁开1.5寸。

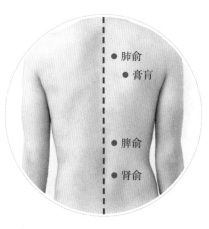

● 肺俞
● 膏肓
● 脾俞
● 肾俞

图 12-5-2　肺俞至肾俞的体表位置

天突：在颈部，当前正中线上，胸骨上窝中央。

中府：在胸前壁的外上方，云门下 1 寸，平第 1 肋间隙，距前正中线 6 寸。

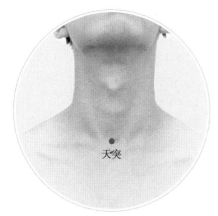

图 12-5-3　天突的体表位置

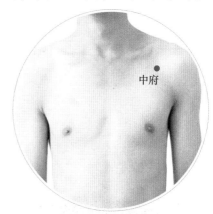

图 12-5-4　中府的体表位置

操作

常规消毒后，以皮肤针叩刺至皮肤潮红或微微出血，每日 1 次，18 日为 1 个疗程。

第六节　耳鸣耳聋

概述

耳鸣、耳聋可由多种疾病引起，是听觉异常的两种症状。耳鸣为自觉耳内鸣叫，如闻潮声，或细或暴，可影响听觉。耳聋以听力减退甚或听力丧失为主症，耳聋往往由耳鸣发展而来。

病因病机

中医责之于内外两方面。内因即脏腑、气血失调，实证可由恼怒、惊恐致肝胆风火上逆，以致少阳经气闭阻，或嗜食肥甘厚味，痰热内生，脾胃蕴热，脏腑实火上扰耳窍；虚证可因脾虚湿困，内生痰饮，蒙蔽清窍，或肝肾亏虚，精气不能上濡于耳窍。外因多由风热之邪侵袭，壅遏清窍，亦可因突然爆响震伤耳窍或外力打击所致者。

治疗

处方

瘈脉、翳风、听宫、完骨（图 12-6-1）。

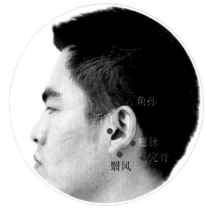

瘈脉：在头部，耳后乳突中央，当角孙与翳风之间，沿耳轮连线的中、下 1/3 的交点处。

翳风：在耳垂后方，当乳突与下颌角之间的凹陷处。

听宫：在面部，耳屏前，下颌骨髁状突的后方，张口时呈凹陷处。

完骨：在头部，当耳后乳突的后下方凹陷处。

 12-6-1　瘈脉至完骨的体表位置

操作

持皮肤针中等强度叩打上述穴位，以穴位处皮肤微发红但不渗血为度。隔日 1 个次，14 天为 1 个疗程。可配合耳部周围的点揉按摩。

第七节　咽炎

概述

咽炎是咽黏膜、黏膜下组织及其淋巴组织的炎症。咽炎分为急性和慢性两种。急性咽炎，可单独发生，亦可继发于急性鼻炎或急性扁桃体炎，多发于秋冬及冬春之交。急性咽炎起病较急，初起时表现为咽干、咽痒，继而有咽痛，空咽时比进食明显，疼痛可放射到耳部，属于中医"风热喉痹"范畴。慢性咽炎可由急性咽炎转变而来，可由上呼吸道慢性炎症刺激、慢性支气管炎、反流性食管炎、长期烟酒过度、粉尘和有害气体的刺激以及说话或用嗓过多等引发，相当于中医的"虚火喉痹"。

病因病机

中医学认为，本病外因多为感受风寒之邪，郁久化热，或感受风热之邪，风热上犯咽喉；内因多为素体阴虚，又嗜食辛辣，痰热蕴结，上灼咽喉或日久耗伤肺肾之阴，导致虚火上炎，灼伤津液成痰，痰热循经上扰咽喉，清道失利。

治疗

处方

阿是穴（咽部及其相对应的项部局部区域）、华佗夹脊穴、背部膀胱经第 1 侧线、背部膀胱经第 2 侧线（图 12-7-1）。

华佗夹脊穴：第一胸椎至第五腰椎，各椎棘突下旁开 0.5 寸。

背部督脉：在背部，后正中线上。

背部膀胱经第 1 侧线：在背部，与督脉平行，督脉旁开 1.5 寸。

背部膀胱经第 2 侧线：在背部，与督脉平行，督脉旁开 3 寸。

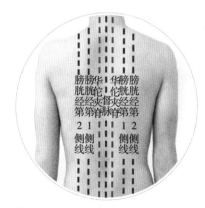

图 12-7-1　华佗夹脊穴至背部膀胱经第 1、2 侧线的体表位置

⊛ 操作

　　常规消毒后，持皮肤针分别沿膀胱经两侧线和华佗夹脊穴由上至下叩刺 2~3 次，以局部皮肤潮红为宜。再配合闪火法拔罐，即由上至下在华佗夹脊穴拔罐，以罐内皮肤出现紫红色为佳。如在脊柱两侧扪及条索状或结节状物，要重点叩刺及拔罐。每日 1 次，5 次为 1 个疗程。